高质量发展医院信息化建设与风险防控实践指导

主　审　乔　杰　金昌晓

主　编　计　虹

副主编　李　维　徐金建　孙　震

北京大学医学出版社

GAOZHILIANG FAZHAN YIYUAN XINXIHUA JIANSHE YU FENGXIAN
FANGKONG SHIJIAN ZHIDAO

图书在版编目（CIP）数据

高质量发展医院信息化建设与风险防控实践指导 /
计虹主编 . — 北京：北京大学医学出版社，2023.2（2023.4 重印）
ISBN 978-7-5659-2788-1

Ⅰ.①高…　Ⅱ.①计…　Ⅲ.①医院 - 管理 - 信息化建
设 - 研究　Ⅳ.① R197.324

中国版本图书馆 CIP 数据核字（2022）第 237543 号

高质量发展医院信息化建设与风险防控实践指导

主　　编：计　虹

出版发行：北京大学医学出版社

地　　址：（100191）北京市海淀区学院路 38 号　北京大学医学部院内

电　　话：发行部 010-82802230；图书邮购 010-82802495

网　　址：http：//www.pumpress.com.cn

E-mail：booksale@bjmu.edu.cn

印　　刷：北京信彩瑞禾印刷厂

经　　销：新华书店

责任编辑：暴海燕　王　楠　　责任校对：靳新强　　责任印制：李　啸

开　　本：787 mm×1092 mm　1/16　印张：14.5　字数：368 千字

版　　次：2023 年 2 月第 1 版　2023 年 4 月第 3 次印刷

书　　号：ISBN 978-7-5659-2788-1

定　　价：128.00 元

编者名单

序

当前，医院正处在高质量发展的重要时期。医院信息化建设以《"健康中国2030"规划纲要》为蓝图，从单向服务、点状应用向构建医疗、服务、管理"三位一体"智慧医院进行新业态革新。信息化建设贯穿医院整体运营，需要构建涉及医、管、患各项业务的全流程技术保障平台。随着信息化工作要求的逐步提高，借助信息技术提升医疗、科研、教学、管理及服务水平，打造研究型医院的信息化建设任重而道远。同时，快速发展的多院区信息化建设也成为工作重点。医院信息化借助协同交互平台快速迭代发展，从而保障集团化分院与总院间的信息互联互通，业务协同共同发展。随着信息安全防护能力进一步提升，在构建面向医疗业务、医院管理、患者服务、内外互联互通的数字化环境，提供智慧化、科学化、专业化、集团化的医院信息化支撑平台过程中，借力行业实践性、规范性建设显得尤为重要。既往参考用书大多为宏观层面的规范书籍，以医院建设者视角写的实践用书迄今为止还不多见。

本书首次将医院主业务77个系统集成交互做了剖析，对基于数据中心的全量集成化建设进行了综合阐述；将系统的风险防范措施给予了深刻总结。本书可作为规范性和信息化业务指导，实现智慧医院在智慧服务、智慧医疗、智慧管理的系统性建设，同时兼顾大数据、人工智能、互联网等创新应用探索性智能引领建设。本书全面系统地介绍了从医院信息化规划到业务系统建设的相关内容，既有深度又有广度，无论是信息管理还是系统建设，本书无疑是医院信息化建设相关人员的有力法宝，堪称一部理论与实践相结合、管理与技术相融合的行业示范宝典，助力医院高质量发展。

金昌晓

前　言

伴随以"互联网+"为驱动，医院建设转向跨机构、跨时空的平台联动。医院信息系统已告别独立建设阶段，进入多系统交互联通的信息化建设阶段。如今医院已经基本完成各业务信息系统建设，但从点状建设到线性联通，做好规划设计往往是业务难点。以数据引领为数据扁平化、自动化精细管理提供有力的支撑，最终到多面融合数据共享，是目前医院信息化行业规范性建设的重中之重。现有参考书常是自上而下的视角，而以医院建设者为视角，自下而上的实践用书尚不多见，尤其在交互操作、风险防控、信息规划等方面的实践案例更为少见，但这些内容却是目前信息化行业亟需的指导性内容。

鉴于此，北京大学第三医院信息部门组织全员针对医院信息岗位，从岗位说明书开始梳理，将每一个系统从系统建设、功能设计、交互操作、日常巡检到风险防控都进行了详尽整理。在应对平急结合的任务要求下，首次将医院数据中心的全量集成化建设进行了综合阐述，并对各业务系统集成交互做了剖析，尤其是与集成平台、数据中心的交互点；同时将系统的风险防范措施进行了系统性总结，作为日常工作中最关键的内容，全方位说明了医院信息系统建设内涵。

"工欲善其事，必先利其器"，本书通过岗位责任书的形式，对信息岗位几乎所有主要运行系统做了详尽的论述，旨在将我们日常与应急工作的全套法则整理清晰，为医院信息部门提供建设实践参考。我相信无论对刚入行需要系统学习的初学者，还是已有基础需要提升的中级工程师，甚至是需要全面掌握相关知识的高级管理人员，本书都能作为一把利器。

全书分为四章，共28节，涵盖77个业务系统，内容贯穿技术与管理，涵盖顶层设计、项目管理、制度建立、机构设置、基础建设、安全保障、系统运维、创新应用，横向几乎涉及所有业务领域范围，纵向从前端到后台交互触及风险管理，从而破解在医院信息化建设中的困惑和难题，可作为医院信息化建设人员的实用性操作指南。全书倾注了一线信息人员的日常丰富经验与总结提炼，打造了信息建设的智库宝典。

此书由近50位专业人员整理撰写，历时半年余，在此真诚感谢每位信息人的辛勤付出！

计　虹

目　录

第一章　总体规划　管理先行

随着全球信息化从信息技术（information technology，IT）时代进入数据技术（data technology，DT）时代，医院信息化建设从面向业务流程的信息化应用向兼顾应用与数据的"双轮驱动"转型。医院信息化是实现《"健康中国2030"规划纲要》的重要支撑。近年来，我国医院信息化发展取得长足进步。当前医院信息化建设已经进入以应用集成和数据融合的大数据利用阶段。同时，新兴信息技术的应用和发展为医疗服务能力与水平的提升赋予了新动力。以信息技术作为强大支撑，以创新服务模式、优化服务流程、改善服务体验、辅助临床决策、提高精细化管理、加大智慧建设作为建设重点，以"云、大、物、移、智"（即云计算、大数据、物联网、移动互联网、人工智能）作为着力点和发力点，深化医疗改革，围绕"互联网＋医疗服务"进行全面应用，智能化辅助临床管理等医疗服务，实现"信息多跑路，患者少跑腿"，通过智慧服务解决患者就医过程中的急难愁盼问题。此外，信息技术能够为精细化管理提供有效工具与抓手，实现从单点建设到线性联通再到多面融合的点、线、面相结合的全方位建设，为医院高质量发展保驾护航。

信息部门面临来自多方的挑战与压力。

第一，需求快速增长。一方面，医疗、医药、医保改革联动（"三医联动"）的迫切需求导致医院管理需求增加，从全院级、科室级到每一个用户对信息化的需求都在增加；另一方面，临床业务、专科化建设、数据利用、区域平台、互联互通等持续改进，需求增长的速度大大超过配套人员增加的速度。

第二，人才匮乏问题突出。信息部门岗位设置不健全、人员配比不足、人才培养周期长、缺少复合型人才等，人才匮乏问题是所有信息部门都面临的问题，人员不足难以应对高需求下的工作响应。

第三，原有业务架构体系面临挑战。随着医院业务发展，系统建设从原有单系统建设，进入集成化、平台化、一体化、智能化的发展阶段；很多医院科室还存在单建/自建业务系统，没有做到全院级的集成整合与联通共享。

第四，新技术涌现。互联网应用、移动应用、人工智能（artificial intelligence，AI）、大数据等技术的发展对于医院信息化建设来说，是重塑行业的新机遇，也对信息部门提出了新挑战。如何在机遇中求发展，在挑战中寻突破，是信息部门努力追求发展过程中亟待解决的问题。

建立有信息部门管理特色的服务体系需要以组织架构为基础、以用户为中心、以技术为保障。就医院信息部门管理而言，面向服务患者、服务临床、服务医管、服务员工等不同要求，建立医院信息化的信息服务体系架构显得尤为重要。北京大学第三医院（以下简称"北医三院"）在国家相关方针政策指导下[1-3]，做好医院整体信息化规划，信息化建设得到稳步有序提升，取得了比较优异的成效。2018 年，北医三院首批通过国家医疗健康信息互联互通标准化成熟度五级乙等，这是目前全国以互联互通标准化成熟度的基础进行测评的最高级别。2019 年，北医三院通过电子病历系统功能应用水平分级评价六级评审（单体医院的最高级别），成为北京地区首家通过该评级的综合医院。2021 年，北医三院首批通过医院智慧服务三级评审。北医三院的信息化建设始终走在全国前列。本章将从信息化规划、组织架构、制度建设、项目管理和人才培养等方面分享医院信息部门的管理经验。

第一节　规划信息总体建设框架

医院信息化规划设计离不开政策引领与行业指导。2017 年 8 月，国家卫生计生委统计信息中心印发《国家医疗健康信息区域（医院）信息互联互通标准化成熟度测评方案（2017 年版）》，该方案对医院信息化建设程度进行了客观全面的衡量，可起到规范和指导作用，提升了医院整体的管理水平和管理效率。2018 年 4 月，国家卫生健康委发布的《全国医院信息化建设标准与规范（试行）》，对进一步集成性、系统性开展业务应用建设具有重要意义。其后，《2019 年深入落实进一步改善医疗服务行动计划重点工作方案》等文件发布，人民群众就医流程不断优化，医疗服务模式不断创新，群众就医满意度明显提高。2019 年 5 月，国家标准化管理委员会正式发布网络安全等级保护制度 2.0（等保 2.0）国家标准[4]，标志着我国网络安全等级保护进入2.0 时期。根据国家卫生健康委发布的《关于印发电子病历系统应用水平分级评价管理办法（试行）及评价标准（试行）的通知》[5]《国家卫生健康委办公厅关于印发医院智慧服务分级评估标准体系（试行）的通知》[6]《关于征求〈医院智慧管理分级评估标准体系（试行）〉意见的函》[7]，对医院信息化开展和规范化建设具有高度引领与指导性意义。尤其是《关于印发公立医院高质量发展促进行动（2021—2025 年）的通知》[8]明确要求运用新技术提质增效，创新医疗服务模式，提升优质医疗服务。在此基础上，医院应根据实际情况进行统筹规划，分步实施，在政策指引下进一步明确服务对象，针对服务对象正确铺建信息化正轨。信息化服务大致可以分为以下四类：

第一，面向患者改善服务体验，通过多种形式提供线上、线下一体化及自助服务、综合预约等服务，重塑门诊、住院流程，对于原先必须到院才能解决的服务，现在居家条件下可通过线上便捷渠道完成，改善患者就医体验。

第二，面向临床提升医疗质量，以医护工作为中心，以医嘱闭环流程为主线，整合院内各临床业务系统形成数字化医、护、技工作站。医疗质量是医疗机构永恒不变的主题，只有不断提升医疗质量，才能更好地满足人民群众就医需求。

第三，面向管理的控费增效，对医疗服务过程中所形成的医疗服务产品成本耗费进行科学严格地计算、限制和监督，依赖信息化实现生产要素的最佳配置，将各项实际耗费预先确定在预算、计划或标准范围内，并积极采取措施，以信息化手段对业务收支、降耗控费进行全过程监管。

第四，面向员工提高工作效率，通过信息化辅助行政办公、人力资源、科研教学、风险控制与决策支持等提升管理和决策能力，提升服务效率，用以实现全面提质增效，提升医院整体管理水平。

1998 年，北医三院开始建设医院信息系统（hospital information system，HIS），2008 年，北医三院步入建设以电子病历（electronic medical record，EMR）系统为核心的临床信息化阶段。2015 年，当北医三院业务系统发展到一定规模时，众多系统之间需要协同交互和信息共享，集成建设成为医院整合现有系统、集中管理数据的必然趋势，医院集成与交换（hospital integration and exchange，HIE）平台及临床数据中心（clinical data repository，CDR）成为信息化建设迈上标准化、平台化、一体化新台阶的里程碑。2017 年，北医三院在平台之上通过整合多源异构系统的数据，利用大数据技术，构建涵盖临床、资源、运营、业务协同的医院数据中心（hospital data repository，HDR）[9]，进一步开拓数据利用，开启以临床运营指标、临床质量指标等为主要方向的临床智能应用。2019 年，北医三院搭建数据智能分析平台 RDR（resource data repository）[10]，平台以临床科研为主要建设方向，通过深度挖掘与智能分析大数据，为科研产出提供有力支撑[10-11]。2020 年，北医三院正式进入研究型医院转型期，以《药物临床试验质量管理规范》（good clinical practice，GCP）为指导，建立与业务系统融合的研究型信息化建设新阶段。可以看出，北医三院信息化迭代周期从之前的 10 年一跨度，到 2 年一跨度，再到目前几乎 1 年一个飞跃，从客观上表明信息化发展迭代的频率逐渐加快[12]（图 1-1-1）。

从医院信息化发展路径来看，从以财务为核心的 HIS 发展到以医嘱为驱动的临床信息系统（clinical information system，CIS）建设，再到以平台协同为重点的 HIE 平台建设，以及现阶段的以数据为导向的数据挖掘与利用 HDR 阶段，应用模式多维度联合，推动集成化、融合化、智能化的高质量医院信息建设。依据疫情防控要求，加大防控信息化建设力度，突出平疫结合、医防融合方针。业务架构体系从原有单系统建设走入集成化、平台化、一体化、智能化发展阶段。伴随新技术的涌现，互联网应用、人工智能与大数据技术成为全球科技革命和产业变革制高点，医院信息部门在面向服务患者、服务临床、服务医管、服务员工四维角度的目标前提下，明确"12345"的信息化总体架构，即一个基础网络平台，涵盖基础设施（网络、服务器、存储设备）以及云计算、虚拟化、信息监控等基础服务体系；两个

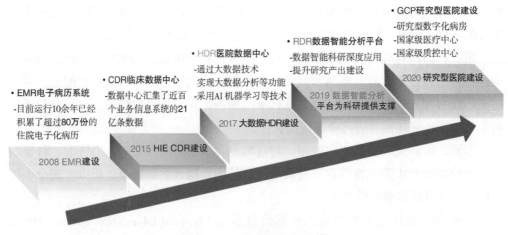

图 1-1-1　医院信息化建设进程

集成架构，即集成平台做业务协同交互，数据中心作为数据归集、治理与利用中心；基于安全、标准和管理构成三大保障服务体系，即制定标准规范作为指导原则，建立安全规范作为前提，满足信息系统等级保护要求，建立全部系统项目管理；在医院数据中心（HDR）数据融合下，面向公众服务、临床医疗、运营管理、影像资源和集团协同五大主线应用建造专向数据中心，即服务数据中心（service data repository，SDR）、数据智能分析平台（RDR）、运营数据中心（management data

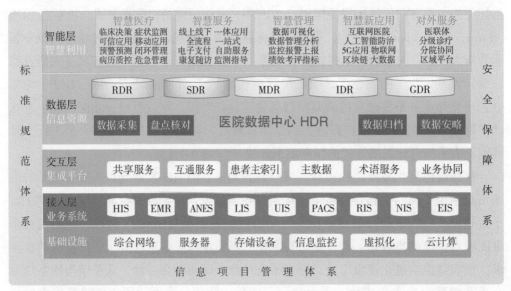

HIS：医院管理信息系统，hospital information system；EMR：电子病历，electric medical record；ANES：麻醉系统，anesthesia system；LIS：检验信息系统，laboratory information system；UIS：超声信息管理系统，ultrasound information system；PACS：影像存储与传输系统，picture archiving and communication system；RIS：放射信息管理系统，radiology information system；NIS：护理信息系统，nurse information system；EIS：内镜信息系统，endoscopy information system

图 1-1-2　医院整体信息化架构图

repository，MDR）、影像数据中心（image data repository，IDR）以及集团数据中心（group data repository，GDR）；形成用以支持智慧医疗、智慧服务[13]、智慧管理[14]、智慧新应用及对外服务的五大智慧应用领域（图 1-1-2）。

（计　虹）

第二节　完善信息部门组织架构

为保证医院整体不间断运营，医院信息部门承担着重要职责，医疗、教学、科研、人力、财务、资产、管理、服务、安全、防控等多个领域建设都需要信息化作为全力支撑。在医疗机构内，信息部门覆盖广度宽、涵盖业务多、知识要求高、负担任务重、建设要求时间紧、人手相对匮乏。业务特点决定了医院信息部门的定位，要求机构集中设置，服务方式以多维人群为中心，因而需要健全的组织架构。北医三院信息中心于 1998 年成立，作为职能处室负责医院信息化的规划与部署工作。随着大数据技术的涌现，2017 年，对数据的利用显得尤为重要，北医三院信息中心也成为以数据集成分析为核心的大数据利用部门。2018 年 3 月，国家卫健委规划司大数据办公室成立，引领全国数据规划与应用工作。医院数据复杂多样，对数据服务与利用的呼声一直很高，2018 年，为进一步拓展业务，信息中心经北医三院办公会讨论，正式更名为"信息管理与大数据中心"（以下简称"信息中心"）。信息中心始终秉承医院"团结、奉献、求实、创新"的院训，运用信息技术面向公众服务、临床医疗、运营管理"三位一体"的建设宗旨，以科训"和谐创新、服务为本、团结拼搏、共创未来"的理念建立信息团队。信息中心的职能包括从信息化规划到信息项目的管理、开发、实施与运维，系统安全运行保障以及利用合理的平台架构及体系化的数据技术，稽核数据资产，完善数据治理服务，实现数据资产价值，助力数字化转型，形成可持续发展的医院信息化管理与数据应用的体系建设。信息中心的成立为医院信息服务、技术应用、数据采集、数据稽核、数据治理、数据盘点和数据利用提供了专门的机构。

2018 年 5 月，信息中心作为处级科室，经医院正式批复下设科级建制。信息中心下设有技术应用科、数据资源科、项目管理科三个大科，在科级下设有应用服务组、临床数据组、系统安全组、网络工程组、项目管理组五个大组，形成以组为单位，以科长为骨干，以核心组为负责的信息化建设组织架构体系。一个信息中心、三大科、五个组的规范项目管理机构建制，使信息中心成为全国为数不多体制较为健全的信息化部门。不同组面对"以需求为导向"的不同主业务方向，用以响应从维护到应用再到数据利用的专业团队（图 1-2-1）。

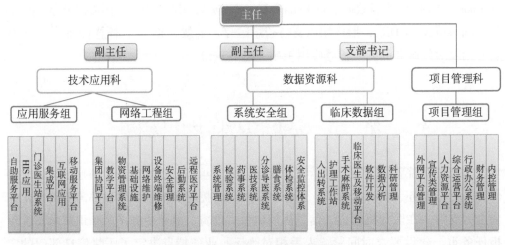

图 1-2-1　信息中心组织架构图

（计　虹）

第三节　规范信息管理制度建设

医院管理离不开制度保障，信息技术是管理的辅助工具，只有管理制度规范化，才能发挥信息化的最大优势，起到信息化管理的效用。信息中心应根据医院需求以及等保 2.0 国家标准、《中华人民共和国网络安全法》、《中华人民共和国数据安全法》、《中华人民共和国个人信息保护法》等法律法规，制定医院信息系统建设工作计划和中长期发展规划及各类制度，大致分为：信息系统建设管理制度、数据资源管理制度、需求审批管理制度、日常工作管理制度及信息化内控管理制度。

一、信息系统建设管理制度

包括成立项目组，明确职责分工，建立沟通机制和项目例会机制，留存会议纪要，实施方提交详细计划，负责人审核督导。组织实施方制定详细方案，包括系统功能、业务流程、数据标准、逻辑规则、接口服务、界面样式、性能响应、环境部署、实施步骤等，由负责人审核。组织实施方提供阶段性成果，进行功能、性能、安全等方面内部测试和用户测试，记录问题解决和改进优化情况。组织编写"用户使用手册"和"运维管理手册"，开展培训。填写上线申请单，包括上线内容、方法步骤、风险防范措施等，审批后部署实施。上线平稳运行到约定时间后组织验收，验收项目包括功能、性能和安全等方面指标，项目过程资料文档归档，签署"验收单"，对于不符合验收标准的项目，需整改后进行复验。

二、数据资源管理制度

根据《中华人民共和国数据安全法》《中华人民共和国个人信息保护法》等相关内容规范资源管理。数据使用遵照"谁使用、谁负责"的原则，严格遵守数据使用审批流程，以"最小、够用"原则提供。数据需求科室明确使用目的、范围、时限等，填写"数据查询统计需求申请单"，由科室负责人、信息中心、主管院领导审批，数据使用申请人签署"信息数据使用安全责任书"。严禁在公众媒体上擅自发布医院信息系统数据，严禁篡改和破坏信息系统数据。存储过敏感数据的存储介质必须经过特别处理后才能改为他用。

数据质量管理依照数据标准规范，遵从实际业务流程与需求，对必填项、级联数据项、指标计算规则等进行合理设计。系统使用人应正确合理使用信息系统，确保数据完整、准确、真实。数据管理和使用部门对数据质量进行监督研判，建立反馈机制，逐步完善系统功能、规范操作行为、提升数据质量。

三、需求审批管理制度

对于互联网接入、业务内网接入、虚拟专用网络（virtual private network，VPN）接入、网络端口维护增补等，需填写申请单并经审批后开通；信息系统功能需求经申请科室领导、主管部门、信息中心审批，如涉及重要业务系统，需报院领导审批，通过后组织实施；对于系统上线、程序升级更新、数据库变更，需填写申请单，写明原因、内容、方法步骤、风险防范措施等，由信息中心领导审核。系统更新流程需至少两人负责完成操作、核对。除紧急情况外，修改应在非业务时间进行。

四、日常工作管理制度

制定岗位职责说明书，明确工作内容、操作规程、风险防范和故障处置等事项。签署"保障信息安全责任书"，未经授权，严禁私自备份信息系统数据库。严禁信息系统变更，应按制度流程报批通过后落实。岗位调整、人员离职时，按要求完成岗位交接、相关资料介质移交，关键岗位离职应签署"离职保密承诺书"。

外部人员进入机房需填写"外来人员出入机房申请表"及"外来人员进出机房安全责任书"，经主责领导批准后方可进入，并由信息中心人员全程陪同；维修管理应明确值班工作任务，包括例行巡检、技术问题服务响应、故障解决、维修更换，记录值班问题和处理情况。对系统重大故障事件处理过程应进行记录、按流程上报；维修具有医院资产设备标签的设备应填写报修、维修记录，组织相关方进行维保、维修。

五、信息化内控管理制度

建立信息化建设内控工作机制，明确岗位分工职责，健全业务关键节点监督制约流程。根据医院管理部门内控信息化需求，将内部控制关键管控节点嵌入信息系统，利用信息技术辅助闭环管理和管控分析。关键岗位遵循防范廉政风险、统筹安排、定期轮换的原则。明确轮岗对象、轮岗时间和轮岗范围，制定轮岗计划。

（计 虹 奚蓓蓓）

第四节 健全信息项目管理机制

信息项目是统筹的、有序的、动态的、可持续的系统工程，应重视项目管理的流程设计和科学管理。信息部门人员有限，但其面对的需求复杂且庞大。在医院管理流程中只有信息系统是不能独立的，需要依靠医院内部各个业务系统与医院实际管理流程协同，最终落实到信息化建设之中，从而促进医院的协调发展。所以需要合理调配，根据轻重缓急进行排序，深入沟通需求，及时调整改进，并善于总结经验教训，边总结边完善提升。同时要注重项目管理的流程设计、科学管理和跨部门之间管理协调和组织，建立信息项目管理机制。

一、定时项目周例会制

每周开展信息项目例会，汇报项目进展并制定下一步工作计划，做到及时监控项目状态。与会人员包括科室的核心组人员、科长、项目负责人、厂商、用户科室相关人员。会上讨论决定疑难、关键、重点问题，由项目负责成员进行汇报，针对项目对产品需求进行集中讨论。通过跨部门人员参与，可对项目提出不同视角的见解，共同出谋划策。由核心组做出决策，使项目达成共识。这种研讨会能让所有项目人员畅所欲言、献计献策、把握关键，有助于建立信任并促进相互间的关系，进而改善沟通，以便更快地发现和解决问题，培养项目人员对整体项目的深入了解和把控，保障项目得以顺利推进（图1-4-1）。

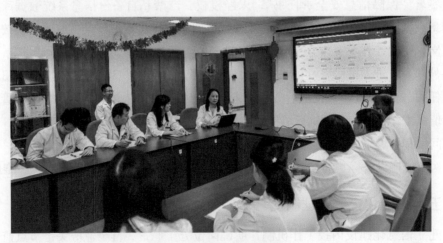

图1-4-1 信息项目例会制

二、数字化信息项目管理

在业务系统普遍采用信息化管理之后，信息项目管理的数字化程度在信息行业内部显得尤为不足。为了改变这种信息部门"灯下黑"的现状，针对信息化项目多且复杂的特点，我们建立了信息项目数字化管理系统。为稳抓项目建设，合理安排资源，通过系统将项目立项，并进行过程管控、文档归集和项目验收，做到项目全流程的管理。系统设立项目节点，要求工程师通过系统进行录入，提供全方位查询、分析、管理和追溯，使项目管理智能化、过程透明化，提高管控能力与效率。

项目管理系统主要包含项目模板设置、项目信息录入、项目文档归集、项目统计查询等功能。

1. 项目模板设置　是对项目全流程的规范和限定，包括项目里程碑和任务节点两个层级。模板应分为两种类型，一是大而全的模板，大部分项目均可直接套用，项目负责人可在套用模板后，根据项目实际情况对里程碑和任务节点进行删减；二是针对不同类型项目的专用模板，项目负责人可根据项目类型直接套用。

2. 项目信息录入　包含项目创建、模板选用、主要信息录入三部分。在创建项目的过程中，应支持项目名称、起止日期、申请人、负责人、项目成员等主要信息的录入，并可根据套用模板中设定好的里程碑和任务节点有序推进项目实施，实现项目管理的规范化和标准化。

3. 项目文档归集　项目管理过程中，各类文档是重要的项目资料，每个任务节点均有相应文档对项目实施成效进行记录和总结，应将项目文档上传至对应里程碑和任务节点，实现项目全过程留痕和文档合规，支持各级人员根据自身权限对项目文档进行单独、分类和整体下载。

4. 项目统计查询　统计查询是项目管理的重要环节，应保证便捷、实时查看各个项目进度，应以不同颜色对各项目进度进行直观、简明地区分。根据项目管理的各类维度，制定展示图表，配置统计报表。应具备细致的权限划分功能，各级人员可根据自身权限查看项目信息。

无论是对于工程师还是管理者，项目管理系统应实现动态追溯质控视图，跟踪项目进度，并清晰展示质控评价等，使信息中心职工和领导及时掌握院内信息化建设项目动态，清晰了解工作任务、问题及完成情况。对项目相关文档进行归档留存，使项目管理更加精细、高效（图 1-4-2）。

三、需求审批流程电子化

面对信息项目更新快的特点，建立严格审批流程，通常采用电子化流程。提供PC（电脑）端和手机端两种方式进行审批。适用但不限于：第一，需求变更时，通常需要审签，需提交电子申请流转单，在 OA（办公自动化）系统进行逐层审批，

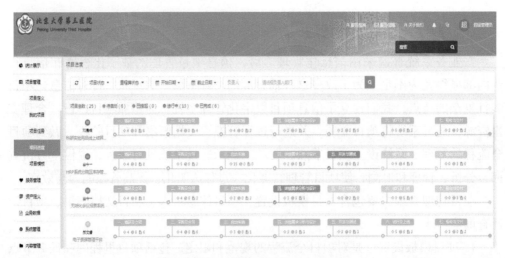

图 1-4-2　信息项目管理电子化追溯

提供手机端移动审批。第二，数据提取时，根据《中华人民共和国数据安全法》《中华人民共和国个人信息保护法》等相关内容规范资源管理。严格遵守数据使用审批流程，以"最小、够用"原则提供。数据需求科室在明确使用目的、范围和时限后填写"数据查询统计需求申请单"，由科室负责人、信息中心、主管院领导审批，数据使用申请人须签署"信息数据使用安全责任书"。第三，重大程序变更时，信息中心要求遵守"三不"原则，即更换程序不在业务高峰期进行；未经领导审批不能提前执行；个人不能单独操作，需双人交叉校验认证才能执行。审批流程做到闭环追溯，有效减少问题事件发生，提升系统运行的稳定系数（图 1-4-3）。

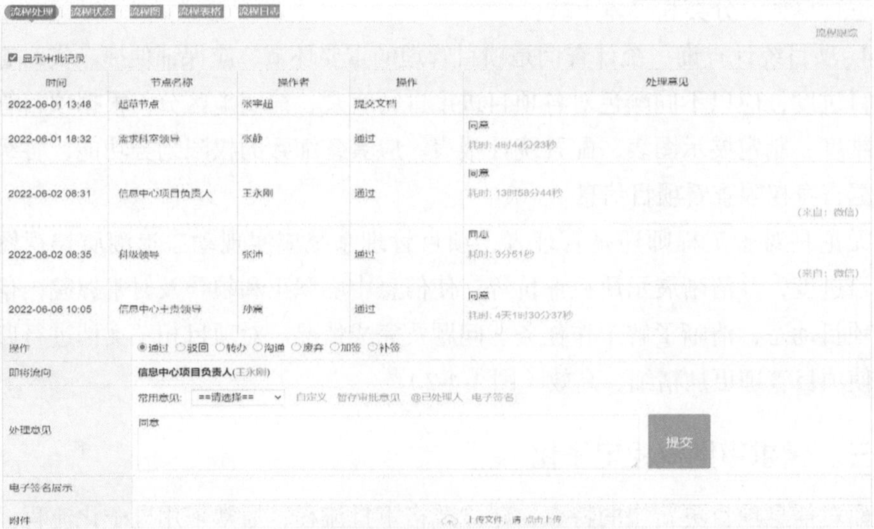

图 1-4-3　电子化流程审批节点闭环管理

（计　虹　邓晨辉）

第五节　加强信息人才培养建设

树立以信息部门人员作为信息项目建设的主体，不过分依赖厂商的项目管理风格。信息人员作为用户与厂商间的桥梁，既要把握系统建设、项目需求，又要制定交互方案、字典及权限，信息工程师从简单的维护者逐渐成为项目管理者。驻场和外包人员作为信息中心的辅助人员，共同承担医院信息化建设的工作。

对于信息人员的分工，也要依据其自身能力进行灵活分配。例如，可以将一些重复性、相对简单的工作（如计算机维修、网络维护）托管给外包公司，以承租的形式交给外包驻场人员协助完成。据测算，外包成本比医院人员成本低。将简单、复杂工作加以区分，做好分工，人尽其才，统筹用人，不但节省了医院的成本，更能有效发挥信息人员的最大价值。

在系统选型时，采用"产品＋定制＋自开发"的方式最为有效。通常主业务系统选择专业厂商为主的做法，其优势是可以在原有基本功能的基础上，进行本地化定制开发和扩展，非主业务的部分系统采用自主开发形式作为补充。服务体系的有效建立离不开人才，应设立科内分层工作职责，初期可以将初级职称人员分配到信息项目维护岗位，有利于其了解并掌握基本系统，处理相关基本问题，打牢基本功。对于技术达到一定成熟度的中级职称人员，可以让其更多地参与新建项目建设，发挥其自主能动性，采用新技术创新应用。而对于高级职称人员，要赋予更多高精尖项目，包括课题研究等，以起到引领示范作用。采用项目负责制以激励科室员工，增强其责任感和使命感。另外，信息部门人才以年轻人居多，如何有效带动年轻人尤为重要。应重视规范化培训，充分发挥每个成员的特性，做好人才培养，使信息队伍越做越强，从而更好地推进信息化建设。

一、固定业务学习时间

通常每周安排固定时间进行业务培训交流会。可采用多种形式，通过请进来、走出去，线上线下结合，院内院外结合等方式邀请行业内知名专家及领域专长人才走进科室进行授课，或利用远程技术，采用集团化平台的云视频方式，联动医院各分院区进行四地多端的信息人员远程高清专业技术培训会。以总部信息中心作为主会场，最远可联动到西藏自治区人民医院，使不同院区、包括援藏队员和藏区信息人员进行同质化培训（图1-5-1）。

二、专业书籍读书分享会

由于信息技术的不断涌现，信息部门人员了解掌握相关前沿技术显得极为重要。信息部门应不定期组织科室内成员购买专业技术的业务书籍，利用业务学习时

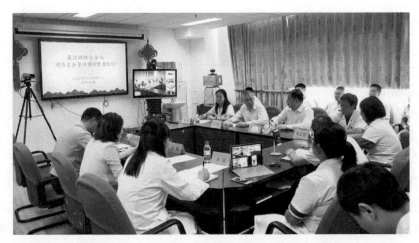

图 1-5-1 采用线下线上联合方式进行信息培训会

间认真阅读,快速补充知识与技术能力,同时思考与工作业务的关联性,并在业务学习时间分享心得体会。信息部门应培养科室内成员的读书习惯,形成良好的工作氛围(图 1-5-2)。

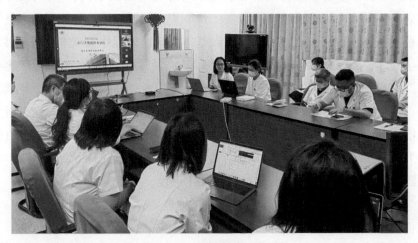

图 1-5-2 科室读书分享会

三、安排部门间人员转科

对于医院管理部门人员,如医务处、人事处、护理部、医工处、院感处等部门人员,应不定期到信息中心进行轮转。通过轮转了解信息项目的建设,掌握合理的需求提出。在以人为本的原则下,全院设立科室信息员,每个科室至少设立 1~2 名信息员,信息员可作为医院各部门之间有效沟通的桥梁,增进部门间的通力合作,促进全院的项目推动与协同,同时可促进医院业务流程的改进,这也是信息化建设的一个重要抓点。信息部门也可以通过信息员这个重要窗口深入了解信息化建设与医院业务流程的结合点,促进医院信息化建设的发展,同时实现贴合医院实际业务发展的信息化规划和建设，最终实现智慧医疗、智慧管理，为患者、临床、医管、员工等提供高质量服务。

（计　虹）

第六节　信息化建设取得的成效

与医院内其他部门相比，信息部门除承担支撑职责外，还发挥着引领作用。提倡系统主导下的信息化整体建设方向，以需求为导向，以技术促发展，从而促进医院信息化的整体提升。

随着新技术在各个方面的应用，信息部门取得了多项成果：发表论文数量逐年增长，近 8 年发表高水平论文 73 篇，其中 SCI 论文 4 篇；获得软件著作权 28 项，获批国家专利授权 9 项，承担科研课题项目 15 项。近年来，信息部门获奖 100 余项，其中具有代表性的奖项与荣誉包括：2015 年，获得《中国医院院长》杂志举办的中国最佳医院管理团队"IT 信息化应用"五星管理奖；2017 年，《北京大学第三医院探索信息数据集成融合建设》入选国家规划信息工作专刊行业推广；2017 年，远程医学中心作为综合医院示范应用项目，与国家卫计委联动对基层医院进行全国远程医疗现场展示；2018 年，"建立资源中心支持临床科研与运营管理"项目荣获亚洲医院管理奖 - 科技创新最佳实践项目卓越奖；2019 年，"线上医疗服务"案例入选 2019"互联网＋医疗健康"便民惠民十大案例；2019 年，"智能辅助支持临床决策，信息助力提升医疗质量"获得中国医院管理案例信息管理组第一名，荣获"十大价值案例"及总决赛铜奖；2020 年，北医三院信息部门多次参加由国家卫生健康委医政医管局指导、健康界主办的"改善医疗服务行动全国医院擂台赛"并获得"十大价值案例"和"十大人气案例"，其中"打造集团协同信息平台，助力多院区同质化发展"荣获多院区一体化服务银奖；2020 年，在国家卫生健康委医政医管局指导，人民网、浙江省卫生健康委联合主办的"2020 全国智慧医院建设与发展大会"上，"北医三院信息赋能智慧抗疫"案例入选"2020 全国智慧医院建设优秀案例"；2020 年，"双引擎驱动智能化辅助临床诊疗"入编国家卫生健康委《医疗健康人工智能应用案例集》；同年，北医三院信息部门在"2020 中国医院院长论坛"中荣获"中国医院科学抗疫创新团队"，在国家卫生健康委办公厅通报表扬改善医疗服务先进典型中获"2020 年度全国改善医疗服务先进典型科室"；2021 年，"大数据共享智能平台全方位驱动医教研管高质量发展"获得 2021 年中国医院协会医院科技创新奖"医院管理创新成果奖"，此次获奖是对北医三院借助信息智能化手段促进医院高质量发展、推动医院管理创新的充分肯定；由北医三院信息部门主导建设的北医三院 APP 荣获 2021 年度北京地区"优秀互联网便民惠民移动应用奖"；《打造数据感知双引擎驱动的传染病实时预警与智能监测模式》

和《基于数字孪生技术赋能平战结合医院智慧大脑新应用》两项应用获得"北京市2021年医院信息技术创新应用十大优秀案例"。

在科学研究方面，北医三院信息中心团队承担国家科技部重大专项、首都卫生发展专项、北京市自然科学基金重点研究专题、国家自然科学基金等多项课题研究。在2021年北医三院总结表彰大会上，信息中心主任计虹研究员团队荣获"2021年度科研优秀奖重大项目奖"。信息团队是医院职能处室中唯一获此奖项的团队，标志着信息团队科研实力与影响力的提升。

此外，临床科室对信息中心为临床快速发展提供的有力支撑与高质量服务表示感谢，特赠送三面锦旗。2022年，《健康报》对金昌晓书记和计虹主任进行专访，专访主题为"智慧医院建设：北京大学第三医院全流程重塑，全场景支持"；专访互联网医院主题为"互联网诊疗监管新规一席谈：解决患者和医生双方痛点"；专访安全主题为"关注医疗数据安全：怎样为医院信息系统构筑'保护盾'"。

（计 虹）

参考文献

［1］国家卫生计划生育委统计信息中心.国家医疗健康信息区域（医院）信息互联互通标准化成熟度测评方案（2017年版）（国卫统发〔2017〕32号）［Z］.2017-08-31.

［2］国家卫生健康委办公厅.关于印发全国医院信息化建设标准与规范（试行）的通知（国卫办规划发〔2018〕4号）［EB/OL］.（2018-04-13）.http：//www.nhc.gov.cn/guihuaxxs/gongwen12/201804/5711872560ad4866a8f500814dcd7ddd.shtml.

［3］国家卫生健康委办公厅，国家中医药局办公室.关于印发2019年深入落实进一步改善医疗服务行动计划重点工作方案的通知（国卫办医函〔2019〕265号）［EB/OL］.（2019-03-08）.http：//www.nhc.gov.cn/cms-search/xxgk/getManuscriptXxgk.htm?id=b9dc4d2c8d2044e585fb4f93ee4bcd60.

［4］马力，陈广勇，祝国邦.网络安全等级保护2.0国家标准解读［J］.保密科学技术.2019，10（7）：14-19.

［5］国家卫生健康委办公厅.关于印发电子病历系统应用水平分级评价管理办法（试行）及评价标准（试行）的通知（国卫办医函〔2018〕1079号）［EB/OL］.（2018-12-07）.http：//www.nhc.gov.cn/yzygj/s7659/201812/3cae6834a65d48e9bfd783f3c7d54745.shtml.

［6］国家卫生健康委办公厅.国家卫生健康委办公厅关于印发医院智慧服务分级评估标准体系（试行）的通知（国卫办医函〔2019〕236号）［EB/OL］.（2019-03-18）.http：//www.nhc.gov.cn/cms-search/xxgk/getManuscriptXxgk.htm?id=9fd8590dc00f4feeb66d70e3972ede84.

［7］国家卫生健康委办公厅.关于征求《医院智慧管理分级评估标准体系（试行）》意见的函（国卫办医函〔2020〕128号）［EB/OL］.（2020-7-14）.

［8］国家卫生健康委办公厅.关于印发公立医院高质量发展促进行动（2021—2025年）的通知（国卫医发〔2021〕27号）［EB/OL］.（2021-9-14）.http：//www.gov.cn/zhengce/zhengceku/2021-10/14/content_5642620.htm

［9］计虹.大数据在智慧医院建设中的应用实践［J］.中国卫生信息管理杂志，2020，17（6）：706-709，743.

［10］Tao L，Zhang C，Zeng L，et al. Accuracy and Effects of Clinical Decision Support Systems Integrated With BMJ Best Practice-Aided Diagnosis：Interrupted Time Series Study. JMIR Med Inform，2020，8（1）：e16912.

［11］Zhang Y，Fan D，Ji H，et al. Treatment Adherence and Secondary Prevention of Ischemic Stroke Among Discharged Patients Using Mobile Phone-and WeChat-Based Improvement Services：Cohort Study. JMIR mHealth and uHealth，2020，8（3）：e16496.

［12］计虹."十三五"医院信息化发展回顾与"十四五"展望［J］.中国卫生信息管理杂志，2021，18（03）：308-313.

［13］计虹.医院智慧服务综合体系架构设计与应用［J］.中国卫生信息管理杂志，2022，19（1）：23-27.

［14］计虹，王梦莹.医院智慧管理体系构建与应用［J］.中国卫生信息管理杂志，2021，18（2）：164-168.

第二章 基础建设 安全保障

第一节 网络安全制度建设

安全保障，制度先行。网络安全制度建设是推进网络安全工作顺利开展、避免网络安全事件发生、实现安全事件追溯、提升网络安全事件应急处置能力的重要保障。结合网络安全等级保护制度2.0（等保2.0）建设要求，网络安全制度建设涵盖组织机构、人员管理、基础保障、安全建设、安全使用、安全运维六个方面的内容。通过制度建设，最终实现管理安全与技术安全的融合，实现安全管理的全生命周期闭环管理。安全制度总体框架如图2-1-1所示。

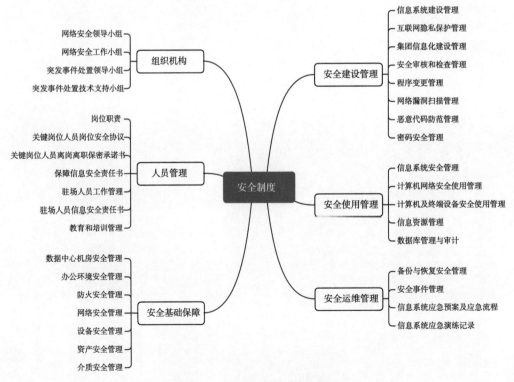

图 2-1-1 安全制度总体框架图

一、组织机构

网络安全组织机构的设立应充分考虑安全建设及突发事件处置，以院领导为组长的领导小组作为决策层、工作小组作为执行层，整体考虑、集体决策、有效执行。

二、人员管理

人员管理同时涵盖信息人员及驻场人员。对于信息人员要根据整体安全规划，明确岗位职责，对驻场人员明确管理规定。同时，所有人员到岗要签署安全责任书，离岗、离职应签署保密承诺书，做好人员管理台账，做到人员往来的安全闭环管理。要高度重视人员安全意识的教育和培训，制定教育和培训制度。

三、安全基础保障

安全基础保障是保障信息系统安全建设、使用、运维的基础。物理环境的安全制度建设包括：机房安全管理制度、办公环境安全管理制度、防火安全管理制度；通信网络的安全制度建设主要指网络安全管理制度；计算及存储资源的安全制度建设包括：设备安全管理制度、资产安全管理制度、介质安全管理制度。

四、安全建设管理

安全建设管理重点针对系统建设过程中各环节的制度约束，包括：信息系统建设管理制度、互联网隐私信息保护管理制度、集团信息化建设管理制度、程序变更管理制度、漏洞扫描管理制度、恶意代码防范管理制度和安全审核和检查管理制度等。安全建设管理涵盖了从系统规划建设到开发过程中的恶意代码防范，上线前的安全审核、漏洞扫描，再到系统运行期间的安全管理，最后到程序变更管理，实现系统建设过程安全闭环管理。同时还包含互联网隐私信息保护和集团化机构接入安全管理，实现多业务安全管理的全覆盖。

五、安全使用管理

安全使用涵盖日常办公、业务操作以及数据利用的各个方面，包括计算机网络、计算机及终端设备、信息系统、信息资源的安全使用。《中华人民共和国数据安全法》和《中华人民共和国个人信息保护法》的出台，对数据安全和个人信息保护提出了更高的要求，因此针对数据使用要重点加强数据库管理与审计工作，防范数据安全事件发生。

六、安全运维管理

在安全建设和安全使用的基础上，要重点加强安全运维管理。安全运维是整个系统生命周期中时间最长且易于出现差错的阶段。加强安全运维管理，一是加强操作规程管理，二是重点加强突发应急事件的管理。加强操作规程管理能够有效减少突发事件的发生，突发事件一旦发生，要有明确的应急预案、应急流程，同时做好记录，持续完善改进。

安全建设是持续推进的过程，安全制度的建设要根据需要不断更新完善，特别是在新的安全法律法规颁布后，要及时对现有安全制度进行梳理，补充修订相关条款，确保安全管理制度建设自身的规范性、合法性。通过不断完善，逐步实现网络安全管理的规范化、制度化、程序化。

（贾　末）

第二节　安全防御体系建设

随着医院数字化建设的加速以及新技术的发展应用，网络安全环境变得愈加复杂，网络攻击手段不断更新，网络攻击的目标由信息系统转向价值数据。各类风险的跨界性、穿透性、关联性、扩散性特征明显增加，系统性风险持续增大。保障网络及数据安全，迫切需要构建综合性一体化的网络安全防御体系。网络安全防御体系整体框架如图 2-2-1 所示。

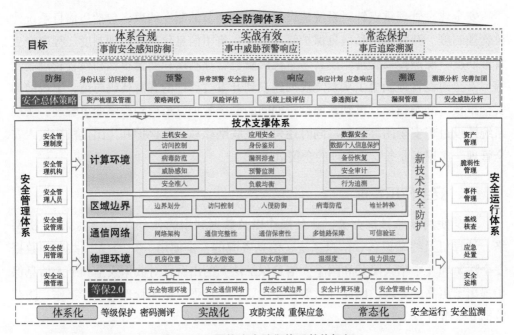

图 2-2-1　网络安全防御体系整体框架

综合性一体化安全防御体系突出体系化、实战化、常态化建设，以等级保护、密码测评、攻防实战、重保应急、安全运行、安全监测为抓手重点开展。构建安全管理体系、技术支撑体系、安全运行体系，在此基础上通过总体安全策略，满足防御、检测、响应要求，最终实现体系合规、实战有效、常态保护的目标。

一、体系化建设

应围绕《网络安全等级保护基本要求》构建技术支撑和安全管理两大体系，安全管理体系已在第二章第一节"网络安全制度建设"中介绍。此处重点介绍技术支撑体系。技术支撑体系重点围绕安全物理环境、安全通信网络、安全区域边界、安全计算环境，覆盖物理环境安全、区域边界安全、主机安全、应用安全、数据安全、新技术应用等各个方面。

1. 物理环境安全 依据数据中心 B 级机房建设要求，合理选择机房位置，通过机房内消防、安防及环境监测建设，实现机房防火、防盗、防水、防潮、温湿度等环境监测。通过双路不间断电源（uninterruptible power supply，UPS）供电保证电力供应安全，保障基础物理环境安全。

2. 通信网络安全 通过三层网络架构设计，采用超文本传输安全协议（hypertext transfer protocol secure，https）等安全传输协议保证通信完整性和保密性。核心网络通信链路采用冗余设计，保证通信链路安全。传输端增加安全可信认证方式，确保可靠通信。

3. 区域边界安全 将整体网络区域划分为终端用户域、服务器域、安全管理域、外网域、内外网交互专区等网络安全区域。在不同边界区域通过防火墙策略、入侵防御系统（intrusion prevention system，IPS）、web 应用防火墙（web application firewall，WAF）、防毒墙网关、网闸、网络地址转换（network address translation，NAT）、端口控制及虚拟局域网（virtual local area network，VLAN）划分等实现边界访问防护隔离与安全防护。

4. 主机安全 针对服务器、PC 终端、云端设备分别部署不同的安全防护策略。服务器端部署基于虚拟补丁技术的服务器深度防护系统，终端联动网络版杀毒软件部署虚拟补丁防护体系，云端主机部署终端防护系统，实现主机病毒及漏洞安全防护。通过部署终端准入管理系统，实现全网终端设备可信接入管控。同时通过态势感知及威胁发现设备进行全网安全流量分析并实时预警，实现全网主机资产安全管理，及时发现潜伏风险，保障主机安全，强化网络安全主动防御能力。

5. 应用安全 借助多因子验证、密码复杂度校验、高频威胁 IP 封堵等实现互联网应用合法访问安全。定期开展安全渗透测试和漏洞扫描，对发现的应用漏洞、中间件软件存在的远程代码执行框架漏洞以及不安全协议等进行常态化监测及修复，提升应用服务的安全性。借助网站安全监测、态势感知预警，实时监测应用的可用性和业务脆弱性（如业务弱口令等），对不安全配置等进行实时预警分析加固。同时，采用负载均衡、双机热备方式提升应用业务连续性。

6. 数据安全　数据应用过程中严格落实数据使用各项规章制度，遵从"最小、够用、知情"原则，利用脱敏、水印等技术，并结合身份鉴别、访问控制、安全配置确保数据处理环境安全，确保数据应用合理合法。针对云应用，通过云边界、云主机防护，应用数据日志追溯，实现云应用的数据安全访问。

7. 新技术应用安全　全面梳理现有各类网络，针对云计算、大数据、移动应用等新技术进行安全防护建设。通过云平台边界防火墙策略管控、建立通用路由封装（generic routing encapsulation，GRE）隧道和云安全资源池整体安全防护措施，确保云平台安全。在大数据应用方面通过构建分布式系统、数据多副本存储构建高可靠的大数据应用平台。借助移动沙箱技术，实现移动数据泄漏防护、移动端本地存储加密和访问通道加密，提升移动终端整体安全防护。

二、实战化建设

面对攻防实战、重大活动保障及突发安全事件应急处置等实战化网络安全保障要求，制定安全总体策略。通过资产梳理、策略调优、风险评估、系统上线评估、渗透测试、漏洞管理、安全威胁分析等策略，全面支撑安全防御、威胁预警、安全响应、事件溯源，构建事前安全感知防御、事中威胁预警响应、事后追踪溯源的实战化安全主动防御体系，实现威胁风险全流程闭环处置管理。

三、常态化建设

网络安全防御在体系化、实战化建设的基础上还要实现常态化建设。构建常态化安全运行体系，进行常态化安全监测。通过加强资产管理、脆弱性管理、事件管理、安全基线核查、应急处置、安全运维的建设，摸清安全家底，加固薄弱环节，实现安全事件闭环可追溯，提高基线安全，提升应急能力和运维水平，构建安全防御常态化管理的长效机制。

通过安全管理体系、技术支撑体系建设，实战化的安全防御体系建设，常态化的安全运行体系建设，最终构建动态防御、主动防御、纵深防御、精准防护、整体防控、联防联控的网络安全综合防控体系，实现体系合规、实战有效、常态保护的目标。

（贾　末）

第三节　系统等保备案建设

医院信息系统建设严格按照"同步规划、同步建设、同步运行"的原则开展，为确保信息系统安全稳定运行，根据网络安全等级保护2.0（等保2.0）建设标准要求，医院已完成全系统等保定级备案及测评工作。在医院全系统等保建设过程中应着重关注以下环节。

一、资产梳理，确定定级对象

根据 GB/T 22240-2020《信息安全技术—网络安全等级保护定级指南》的指导要求，按照"自主定级、专家评审、主管部门审批、公安机关审核"的定级原则，可将等级保护对象分为信息系统、通用网络设施和数据资源三类。①信息系统：包括传统系统和新业态下的系统，前者是保障医院基本运行的如 EMR、集成平台等及其紧密连接的各个子系统，后者主要指云计算平台、物联网系统、移动应用、互联网应用、大数据平台等相关新技术应用系统或平台；②通用网络设施：支撑业务信息系统网络数据交互的网络基础设施；③数据资源：在各个业务系统基础上产生的各类数据资源、在此基础上建立的医院数据中心和数据智能分析平台以及基于平台建立的相关信息系统均属于数据资源范畴。

二、分类分级，确定保护等级

确定保护等级是等保建设工作的重要基础，不同保护等级代表不同的测评要求和重要程度。保护等级的确定主要遵循以下原则：①确定受破坏时被侵害的客体；②确定对客体的侵害程度；③确定安全保护等级。根据业务信息安全保护等级和系统服务安全保护等级确定定级对象的安全保护等级。

医院信息系统保护等级确认过程中，在业务信息安全方面，当患者个人基本信息、诊疗信息遭到泄露、篡改和丢失时，应重点考虑受侵害客体及其侵害程度；在系统服务方面，医院信息系统服务对象主要为患者、医院、公共卫生主管机构及上级医疗机构等群体，当系统故障导致无法开展业务服务时，应重点考虑受侵害客体及其侵害程度。根据信息系统的业务信息和系统服务的特点，按照"网络结构相似、业务应用相似、系统交互强关联"等原则进行系统整体定级，医院按照以上原则将全系统分为十大类，其中三级系统分为核心生产业务类、公众服务类、信息系统基础支撑类和网络设施平台四大类，二级系统分为医技辅助类、临床护理类、教学与科研类、办公与运营类和物联网应用类系统五大类，一级系统为内部员工服务类系统。全系统分类和定级级别如表 2-3-1 所示。

表 2-3-1　医院信息系统分类和定级级别

序号	系统分类	拟定等级保护级别
1	核心生产业务类	三级
2	公众服务类	三级
3	信息系统基础支撑类	三级
4	网络设施平台	三级
5	医技辅助类	二级

序号	系统分类	拟定等级保护级别
6	临床护理类	二级
7	教学与科研类	二级
8	办公与运营类	二级
9	物联网应用类	二级
10	内部员工服务类	一级

三、定级评审，提交备案材料

确定系统安全保护等级后，可开展备案流程工作。①定级评审会及专家意见：系统梳理和初步确定等级保护级别后，召开定级评审会，评审专家审核定级的合理性和可行性，评审专家意见作为评审结论证明；②定级报告：定级报告是定级工作的核心文档，描述待定级信息系统的运营单位信息、网络结构、业务信息、系统服务等内容，全系统备案应明确各系统的运营责任和运维责任；③定级备案表：定级备案表是在保护等级确定并通过专家评审后提交备案。

等保建设是依法落实网络安全法律政策、履行安全管理的相关义务、落实网络安全等级保护的基本要求，是网络安全的重要工作内容，对医院信息系统安全稳定运行起关键性作用。

（李翠霞　戴瑞凯）

第四节　安全能力提升建设

网络安全工作横贯多机构、多部门、多角色，涉及业务、数据、基础保障、安全运行等众多环节。网络安全的形势和要求不断发生变化，在现有制度建设、防御体系、人员现状的基础上，只有管理与技术持续加强，才能够不断适应网络安全建设需要。

管理制度方面，根据新出台相关网络安全法律法规以及上级有关部门要求，应不断加强和完善制度建设，及时新增或修订相关内容。同时加强人员管理和行为规范，完善审查制度和审批流程。利用网络安全宣传周等活动，加强网络安全宣传。通过全员培训、新职工入职培训、专题培训等多种形式，加强员工安全培训，提升安全意识。通过设立科室安全员，定期交流，专项培训，及时通报安全事件，全体动员，实现网络安全保障全院参与，全面提升网络安全管理水平。

人才培养方面，应增加网络安全人才储备。通过参加各级各类信息安全专业人员培训，从政策、理论、演练等方面提升网络安全意识形态及处理技能。定期开展网络安全技术交流分享、新技术学习，紧跟网络安全发展趋势和新技术特性。倡导自主研发，开发自主可控的安全管理信息系统，实现对网络安全、数据安全、个人信息保护相关的核心信息资产的管理。

安全防护方面，应突出纵深联动安全防护体系建设，将安全防御由被动变主动，形成主动预警、实时干预、实时溯源分析处理机制。通过攻防演练、网络安全大赛等专项建设活动，突出网络安全、系统安全、应用安全、终端安全多岗协同，全面提升实战化安全能力，持续完善安全防御体系和应急预案，在实战中补短板、强根基，不断提升综合防御实战能力。

通过细化管理制度，夯实防护体系建设，不断提升网络安全人员业务能力、技术水平以及专项领域防护能力，促进整体安全保障体系的更新和完善，推动医院网络安全保障工作持续发展。

（贾 末）

第五节 信息基础设施建设

一、网络与物联网建设

网络是智慧医院建设的基础，网络建设与规划要从医院整体情况出发，从功能需求、网络规划、网络安全、智能拓展等方面一体化考虑，合理制定组网方案和拓扑划分。

（一）功能需求

医院信息化建设以患者诊疗信息和提高医院综合发展水平为中心，实现医院医疗、教学、科研、管理等信息的网络化管理，以实现全员范围内的全数字化流程。主要功能需求包括支撑正常诊疗活动、满足医院数据的安全可靠存储、集团信息化建设、互联网医疗、移动应用等。

（二）网络规划

网络建设要根据医院实际情况，在发展定位、资金支持、现状需求明确的前提下做好合理规划，同时要充分考虑未来多业务拓展与政策要求。尽量做到整体设计、有效利用，避免重复建设、重复投入。在网络服务方面充分考虑医、护、技、管、患不同人员的网络需求。网络规划要将云、网、边、端建设统筹考虑，融合发展，将有线网络、无线网络、物联网等整体规划，实现多网融合建设。网络规划与建设应遵循先进实用、开放可扩展、安全可靠、标准规范、易维护等原则，选用技术成熟、效果好和通用性强的网络设备。整个网络要具备良好的开放性和可扩展性，保障后续网络设备增加、网络拓扑结构升级、网络流量加速等能够平稳过渡。

（三）网络安全

安全可靠是衡量整个网络性能的最重要指标，为保障网络的安全可靠，主干传输采用安全稳定的光纤传输技术，网络核心、数据中心核心及重点楼宇汇聚、数据中心汇聚交换机采用双机热备，同时部署冗余网关，实现设备级冗余、链路级冗余和网关级冗余，最大限度避免设备、链路及网关的单点故障。

采用成熟的三层网络架构，核心层进行不同区域间的连接，提供网络不同区块间的访问，提供高速的路由交换服务。汇聚层将接入层设备接入网络，定义广播域，进行虚拟局域网（VLAN）间路由，有效控制广播数据、隔离网络风暴和网络堵塞。接入层提供终端接入服务，为部门、楼层接入设备，采用具有 VLAN 划分能力的产品，将不同楼层的网络用户划分为一个逻辑网段，有效提升网络带宽利用率和网络安全性。

为了限制网络广播流量、提高网络性能，采用访问控制列表（access control list，ACL）通过规则匹配，对数据包分类，实现数据包转发控制。在内网交换机及出口路由器上分别配置 ACL，对数据包进行过滤，控制交换访问，过滤相邻设备间传递的路由信息，从而提升网络设备的安全性。

同时，为了满足网络安全纵深防御的需求，应进行网络安全域的划分。网络安全域的划分主要遵循四个原则。①业务保障原则：在保证安全的同时，还要保障业务的正常运行和运行效率；②结构简化原则：简单的网络结构便于设计防护体系，安全域划分并不是粒度越细越好，安全域数量过多、过杂可能导致安全域的管理过于复杂和困难，也不利于故障排查；③等级保护原则：安全域的划分要做到每个安全域的信息资产价值相近，具有相同或相近的安全等级、安全环境、安全策略等；④立体协防原则：安全域的主要对象是网络，但是围绕安全域的防护需要考虑在各个层次上立体防守，包括在物理链路、网络、主机系统、应用等层次，同时，在部署安全域防护体系时，要综合运用身份鉴别、访问控制、检测审计、链路冗余、内容检测等各种安全功能实现协防。基于以上原则，北医三院将网络安全域划分为：终端用户域、服务器域、安全管理域、外网域、内外网交互专区等网络安全区域。除此之外，特别增加了测试开发域，主要用于隔离应用开发厂商驻场开发调试、搭建测试环境等。如果需要跟应用服务器域相关服务器通信，需要提供访问服务器的通信端口，在防火墙上配置相应策略，实现开发服务器或工作站到应用服务器的有条件互通。

（四）智能拓展

1. 无线网络　作为医院有线局域网的补充，无线局域网（wireless local area network，WLAN）有效克服了有线网络的弊端，利用无线技术充分发挥医疗信息系统效能，突出数字化医院的技术优势。无线网络的规划要充分考虑无线访问接入点（access point，AP）跟无线网卡信息的交互以及用户的有效接入。由于 AP 众多，在架构设计上要充分考虑到 AP 的易管理性，宜采用瘦 AP+AC（access contral，无线接入控制器）模式，AP 本身不存放任何的配置文件，所有配置从 AC 上获取，通过

AC 统一管理整个无线网络的 AP，大大提高维护效率。医疗无线覆盖对信号强度和漫游灵敏度要求很高，对此可采用本体（中心）AP+ 分体（远端接入单元）AP 方式组网，本体（中心）AP 下的不同分体（远端接入单元）AP 之间信号无须切换，真正实现无缝漫游，提高无线网络的稳定性和连接效率。

2. 物联网　随着智慧医院建设的不断推进，物联网（internet of things，IoT）应用越来越普及。通过应用物联网技术，搭建物联网应用平台，实现感知数据的互联互通、数据的共享和交换。物联网常见的通信协议包括 RFID、Bluetooth、NFC、ZigBee 等，早期主要通过独立组网方式。但随着技术的不断发展，无线及物联网设备的不断升级，目前正逐步走向无线网络与物联网融合发展方向。终端通过物联网模块连接到具有 IoT 接口的无线 AP，将数据上传到物联网平台，无须新建网络即可实现物联网定位、监测等功能，从而简化网络部署，提高设备利用率，降低医院成本。

二、虚拟化平台建设

（一）系统概述

虚拟化技术通过整合数据中心计算和存储资源，集中管理与运维，实现了物理资源的高效利用与灵活配置，解决计算单节点故障问题，充分满足医院业务连续性要求。虚拟化平台技术凭借良好的扩展性、容灾可靠性、快速响应部署和趋同云资源整合管理等特性，成为构建富有弹性、延展性强的信息系统基础环境的广泛选择。

（二）系统功能

虚拟化平台的构建可分为存储资源层、网络连通层、计算资源层、管理控制层、业务应用层。计算资源层按照网段和业务应用类别划分为多个群集，包括外网区的办公、安全管理群集，DMZ（demilitarized zone，非军事区）的数据交互群集，内网业务区的业务应用、业务管理、开发测试群集，根据业务域划分可降低网络安全风险，同时便于资源管理和问题排查解决，采用虚拟化高可用（highly available，HA）功能部署业务应用，可保障业务连续性和数据安全性。虚拟化平台体系结构如图 2-5-1 所示。

虚拟化平台管理系统具备主机和群集管理、存储管理、虚拟机和模板管理、网络管理、性能监控、任务与事件、警报、硬件状态查询等主要功能，实现了对虚拟化计算、存储和网络等各类资源的集中统一管理和灵活调配，系统功能结构如图 2-5-2 所示。

（三）建设风险点

1. 虚拟化平台建设时，应评估合理的业务域划分建设，并充分评估虚拟化群集的资源能否足够支撑业务应用需要。

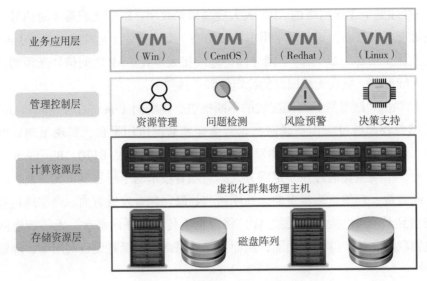

图 2-5-1　虚拟化平台体系结构图

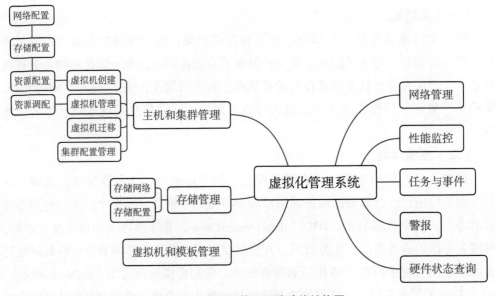

图 2-5-2　虚拟化管理系统功能结构图

2. 虚拟化平台应启用 HA 配置，应定期检测虚拟机迁移功能（VMotion）的可用性。

3. 加强监控虚拟化服务器存储使用情况，虚拟化系统存储为多虚拟机共用，而且采用精简模式，应定期查看存储空间，避免因存储空间不足影响业务连续性。

4. 配置虚拟化时钟同步机制，通过虚拟化底层组件统一虚拟机的系统时间。

（四）日常维护

岗位日常维护工作详见表 2-5-1。

表 2-5-1 岗位日常维护事项表

事项	内容
运行监控	1. 查看 EXSI 主机硬件是否正常
	2. 查看管理平台有无报警信息
	3. 查看存储使用和配置情况是否正常
	4. 查看虚拟服务器是否正常

三、容灾备份体系建设

（一）体系概述

随着医疗行业信息化进程的加速，医院集团化发展步伐加快，对业务持续可用及医疗数据安全可靠提出了全新的挑战。为提升数据安全和业务连续性保障能力，建设具备可靠性、高安全性、业务恢复时间目标（recovery time objective，RTO）趋于零、数据恢复点目标（recovery point objective，RPO）即数据丢失趋于零的容灾体系势在必行。

（二）体系结构

北医三院容灾备份体系建设基于实时双活容灾存储群集，位于不同楼宇数据中心，承载医院信息系统绝大部分业务应用，容灾系统实现存储间数据实时镜像同步复制，配合主机集群切换可实现存储集群的自动切换而构建高可用性存储集群系统。容灾备份体系结构如图 2-5-3 所示。

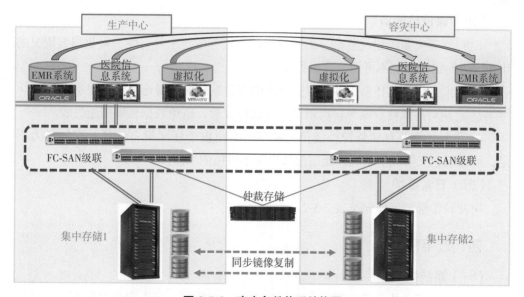

图 2-5-3 容灾备份体系结构图

（三）容灾备份措施

1. 业务连续性容灾　应用系统基于以不同楼宇的双活存储的虚拟化方式部署，针对高并发业务采用不同楼宇实体机独立部署，系统采用数据库故障转移群集，保障业务高可靠性应用。

2. 数据可靠性容灾保护　数据集中存储基于双活建设，在保障存储高可用的同时，存储上所有应用数据双份同步，容灾存储角色对等，在业务生产的同时即产生了备份数据。同时为确保核心系统数据丢失及溯源需要，在容灾的基础上部署连续数据保护（continuous data protection，CDP）系统，支持数据任意时间点恢复，确保数据安全。CDP体系结构如图2-5-4所示。

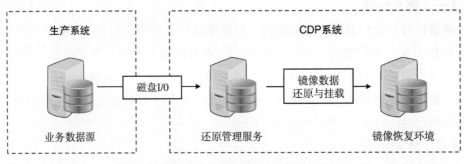

图2-5-4　CDP体系结构图

容灾备份体系建设应充分考虑业务连续性及数据安全性，重视生产数据存储及数据丢失问题，通过软硬件协同配合整体建设，提升医院信息化系统抵御风险的能力。

（四）建设风险点

1. 存储容灾系统建设复杂，系统建设应充分考虑技术可行性，避免脑裂情况的出现，进而引发系统不可用及数据丢失。

2. 定期开展容灾体系中涉及容灾方式的有效性校验，规避假双活现象出现。

3. 定期对持续性数据保护机制进行有效性校验，避免数据保障措施失效。

4. 监测计算及存储资源性能负荷状况，避免由于底层设备计算及存储能力不足，而出现容灾情况下系统性能缓慢或直接不可用的风险。

（五）日常维护

岗位日常维护工作详见表2-5-2。

四、云平台建设

（一）系统概述

由于医院信息化建设的需要，在医院数据中心物理空间有限的情况下，向院外云平台扩展成为基础建设的选择。可采用院外租赁空间自建纯私有云与直接租赁两

表 2-5-2　岗位日常维护事项表

事项	内容
运行监控	1. 查看存储管理端是否有报错信息 2. 查看存储间复制关系是否为完全复制 3. 定期查看设备运行状态是否正常 4. 监测资源使用状况 5. 故障硬件更换需监控数据同步状态 6. 定期校验双活及 CDP 的有效性

种方式，北医三院采取基础设施即服务（infrastructure as a service，IaaS）的租赁方式，采用双光纤链路直连方式与院内网络连通，实现云资源的自管自控，通过划分私有云 - 混合云 - 公有云交互模式，实现云资源的应用管理。

（二）系统功能

云平台管理系统包括计算、网络、存储、安全四大模块，涉及云主机创建管理，块存储、对象存储和网络附接存储（network attached storage，NAS）等存储资源调配及使用情况查询，云平台和本地数据中心网络连通、路由配置、云平台内部网络 VLAN 划分及 IP 管理。在安全防护方面，功能包括防火墙、主机安全防护、云安全资源池、数据库审计、Web 防御管理等安全防护措施的部署和配置管理。其中，云安全资源池具备云主机安全防护、流量过滤、网页防篡改、防 SQL（structured query language，结构化查询语言）注入、防 DDoS（distributed denial of service，分布式拒绝服务）攻击和入侵防御等安全防护能力，可通过将外部访问和东西向交互的流量引流至安全资源池过滤，实现云平台的访问安全控制。系统功能结构如图 2-5-5 所示。

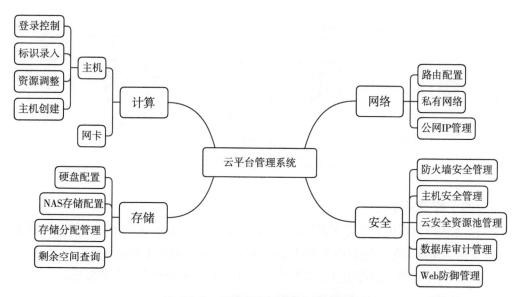

图 2-5-5　云平台管理系统功能结构图

云平台通过不同一级运营商双链路构建可靠的网络可达链路，端对端配置安全设备，配置最小颗粒度安全策略，保障网络可达、安全，对云主机端采用"公有云、私有云、混合云"模式划分，控制东西向安全，针对不同应用需要，云平台配备多种性能存储资源，可灵活配置。所有对云平台的访问流量均引入综合安全资源池进行有效性校验，启用数据库审计服务对敏感数据进行访问留痕，后台数据采用多副本方式备份存储，实现云平台链路可达、资源可管、数据可控、应用可溯源。

（三）交互关键点

云平台资源按照业务应用网段分为私有云、混合云和公有云三层区域，通过混合云摆渡公有云和私有云之间的数据交互，并配置服务器端口级访问控制策略，严格管控数据流转和访问控制；业务数据传输方面，云平台采用主备双冗余专线连接方式接入医院网络，两端部署专线防火墙，采用热备模式，保障链路的高可用性。云平台体系架构如图 2-5-6 所示。

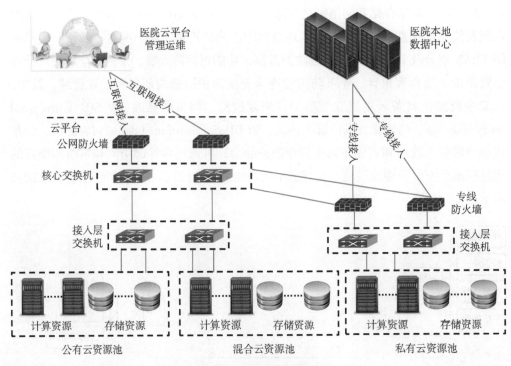

图 2-5-6　云平台体系架构图

（四）建设风险点

1. 云资源租赁应关注运营商互联网数据中心（internet data center，IDC）机房硬件及安全策略的调整，规避由于硬件及策略调整带来的系统不可用风险。

2. 监测安全资源的可用性，及时调整部署新安全问题对应的安全措施。

3. 定期进行云端至医院端备用链路有效性校验。

（五）日常维护

岗位日常维护工作详见表 2-5-3。

表 2-5-3　岗位日常维护事项表

事项	内容
运行状态	1. 检查云主机和云存储状态是否正常 2. 检查云存储的可用空间是否正常 3. 检查 VPC 网络管理是否正常
日志监控	4. 检查云平台事件日志是否正常
安全管控	5. 检查主机交互安全策略是否生效 6. 检查防火墙和主机安全防护系统是否正常 7. 检查专线链路和专线防火墙热切配置是否正常 8. 检查 IPSec 和 SSL VPN 是否正常 9. 检查 Webshell 防护、虚拟 Web 应用防火墙（WAF）等安全防护措施是否正常 10. 检查数据库审计服务是否正常

注：VPC，virtual private cloud，虚拟私有云；IPSec，internet protocal security，互联网络层安全协议；SSL，secure socket layer，安全套接字层

（贾 末　王 炜　张 超　张颖琦）

第三章 智慧应用 建设实践

第一节 医院信息平台建设

一、医院集成平台

（一）系统概述

医院集成平台基于企业服务总线（enterprise service bus，ESB）交互技术及面向服务的体系结构（service-oriented architecture，SOA）、卫生信息交换标准（health level seven，HL7）模式及临床文档架构（clinical document architecture，CDA）标准规范进行设计。充分利用 ESB 服务总线的技术特性，通过消息队列（message queue，MQ）的异步分发模式，实现多系统之间的解耦。通过消息复用，实现新系统快速接入，同时降低接口访问压力，提升系统运行效率。

（二）系统功能

医院集成平台以集成引擎为平台基础，包括监控平台、患者主索引管理和主数据管理系统三部分内容。监控平台实现了对集成引擎运行状态的集中展示，包含服务器监控预警、消息分发状态监控预警、消息数据统计分析等功能。患者主索引管理系统将不同业务域下的多个索引信息合并，实现了患者统一身份管理，包含身份模糊匹配、索引合并与拆分、数据合并分析等功能。主术语管理系统实现了院内术语及字典的标准化、规范化，提升信息交互水平以及数据上报的质量，包含术语添加、术语审核、术语发布等功能。系统功能架构详见图 3-1-1。

（三）系统角色管理

1. 信息管理权限 具备系统全部功能权限，主要为信息中心管理人员使用。

2. 业务运维权限 具备监控平台消息流查询功能，主要为接入平台系统管理人员使用。

（四）交互关键点

1. 集成平台消息发送接口 发送方系统接入集成平台后，根据各自业务情况实时或定时按照数据标准发送消息，平台解析消息头，并根据消息类型与订阅关系归类放入对应的消息队列中。

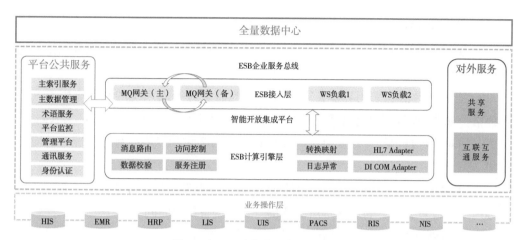

图 3-1-1　医院集成平台功能架构图

2. 集成平台消息接收接口　接收方系统接入集成平台后以服务监听形式实时或定时将自己所属队列中的消息取出，解析并应用于自身业务。

3. 患者主索引匹配　集成平台如接收到人员消息，会对现有索引数据进行更新，如有发现匹配记录则进行索引合并，外部接入系统通过患者主索引（EMPI）系统获取索引信息。

4. 主数据更新　集成平台如接收到术语消息，会对现有术语字典进行更新，外部接入系统通过患者主数据管理系统获取术语信息。上述接口交互关键点详见图 3-1-2。

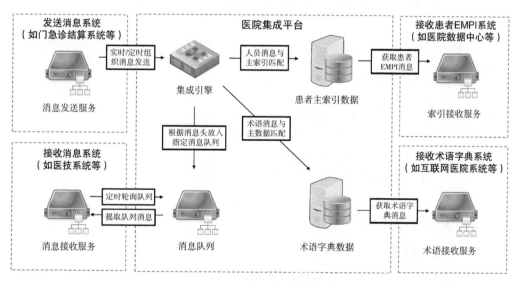

图 3-1-2　医院集成平台交互图

（五）建设风险点

1. 在新系统接入后，应注意保持一定时间的消息数据传递和常规业务数据传递并行，目的在于监测两者之间的数据是否一致。

2. 集成平台消息采用异步传输方式，因此需要对接入系统的业务应用方式进行评估。如业务需要实时性较强，应考虑改为使用其他传输方式，如 web service 接口等；如对消息延迟接受度不高，应在建设中同时考虑消息发生延迟情况下的应急方案。

3. 在建设过程中，需充分考虑系统的关键业务点发生异常时应如何处置，预留合理适当的应急方案，如切换备用服务接口、数据备份定时同步。

4. 随着新系统不断接入平台，应注意定期观察业务量与历史消息存储积压量，设定合理的时间段定期对陈旧数据进行清理。

（六）日常维护

岗位日常维护工作详见表 3-1-1。

表 3-1-1　岗位日常维护事项表

事项	内容
运行状态	1. 查看集成平台监控系统、患者主索引平台、主数据管理系统门户页面各模块是否正常 2. 队列管理器 - 查看服务器集群队列有无消息积压 3. 集成平台监控系统 - 查看服务器监控状态有无异常 4. 集成平台监控系统 - 监控管理 - 失败监控，查看有无消息发送异常 5. 查看服务器集群状态（CPU、内存占用等）是否正常
关键服务	6. 查看消息服务运行是否正常、有无报错，如有报错重启服务 7. 遍历查看服务地址访问是否正常，如访问异常，排查源地址服务及映射地址服务是否正常
日志监控	8. 查看集成平台服务日志是否生成 9. 如有错误日志，及时分析排查问题
安全管控	10. 密码安全复杂度配置检查 11. 定期安全漏扫，根据漏扫报告及时修复漏洞 12. 实时关注安全风险通报，对系统相关问题及时修复
数据核对	13. 集成平台与数据中心索引数据一致性核对 14. 集成平台与接入平台系统消息数据一致性核对

二、医院数据中心

（一）系统概述

医院数据中心（HDR）采用 Hadoop 大数据框架，通过分布式和列式存储汇集融合院内异构信息系统全量数据，且与业务数据实时同步，实现医院所有临床诊疗数据的汇集整合与集中展现。医院数据中心以患者为中心，涵盖患者全量业务数据，面向医疗、教学、科研、管理提供数据服务，实现数据的分析利用，为上层大数据智能应用提供数据基础，为医院管理决策提供数据支撑。

（二）系统功能

HDR 采用 Hadoop 分布式文件系统（Hadoop distributed file system，HDFS）、分布式数据库 Hbase 和数据仓库 Hive，同时结合关系型分布式数据库 Greenplum 进行搭建。汇集院内各业务系统的数据，将医院各类数据进行整合及标化，形成医院数据资产，提供不同层面的实时数据查询和历史数据分析等数据服务，可满足医院的数据利用、医疗质量管理、科研与教学管理等需求。系统功能框架详见图 3-1-3。

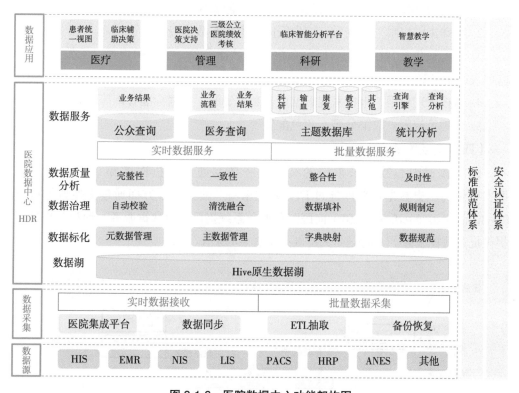

图 3-1-3 医院数据中心功能架构图

1. **数据采集** 通过医院集成平台与数据同步接收实时业务数据，保障数据的实时性，通过业务数据库备份恢复与 ETL（extract-transform-load，抽取、转换、装载）增量抽取机制采集全量业务数据，保障数据的完整性。

2. **数据标化** 针对各系统采集的原始数据存在无序、混乱、冗余等缺点，统一数据规范与数据标准，对多源异构数据进行标化，保障数据的规范化与标准化。

3. **数据治理** 对标化后的数据进行治理、筛选、聚集等操作，并增设数据有效性校验，为上层数据统计分析、大数据挖掘、大数据智能应用等提供有效数据支撑。

4. **数据服务** 结合业务场景实际需求，利用 Hbase 列式分布式数据库的海量数据自动存储扩展性强与高并发读写操作的优势提供实时数据服务；利用 Greenplum 关系型分布式数据库兼容 SQL 标准、查询速度快与数据装载速度快的优势提供批量数据服务。

5. 数据应用　以 HDR 数据为基础，涵盖医院医疗业务、运营管理决策、科研与教学等多维应用场景。其中，面向运营管理的医院决策支持以多维分析为核心，建立完善的业务数据指标分析模型，实时监控医院运营状态，为医院管理者提供及时、准确、客观的决策依据。

（三）系统角色管理

1. 普通浏览权限　仅浏览医院数据中心去隐私化数据资源。

2. 特殊浏览权限　可查看、检索医院数据中心数据资源。

3. 普通操作员权限　配置医院数据中心数据资源、主数据管理、元数据管理、监控数据质量等。

4. 审核管理权限　审核医院数据中心数据资源、数据标准管理等。

5. 管理员权限　权限分配、角色配置等。

（四）交互关键点

医院数据中心数据采集中的实时业务数据通过解析医院集成平台消息获取，增量与历史数据从源库通过 ETL 方式采集。数据服务方面通过交换数据接口（exchange data interface，EDI）向医院各业务系统提供实时数据服务，通过数据视图提供批量数据服务。上述交互关键点如图 3-1-4 所示。

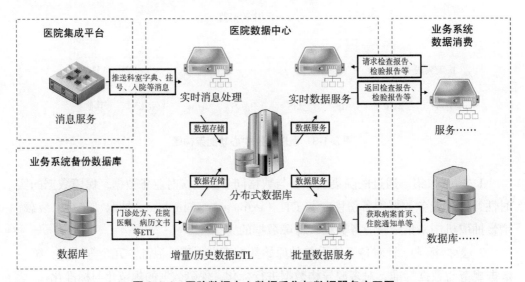

图 3-1-4　医院数据中心数据采集与数据服务交互图

（五）建设风险点

1. 医院数据中心存储医院全量业务数据，所需存储空间大，应及时关注集群服务器磁盘使用情况与存储空间。每日增量数据抽取任务多，应建立数据采集监控体系，及时检查增量数据抽取与历史数据采集任务执行状态，保障医院数据中心与源业务系统数据的一致性。

2. 医院数据中心通过医院集成平台接收医院其他业务系统实时业务数据，同时向医院其他业务系统提供实时数据服务，与其他业务系统交互时需关注数据接口状态与消息解析工具运行状态。

3. 医院数据中心数据来源于医院众多信息系统，具有数据种类多、传输快、数量大、关系型和非关系型数据库并存、结构化和非结构化数据共用等特点。数据质量是数据应用的关键基础之一，医院数据中心应持续改进数据质量，推动数据治理体系不断完善。

（六）日常维护

岗位日常维护工作详见表 3-1-2。

表 3-1-2　岗位日常维护事项表

事项	内容
运行状态	1. 查看 Hadoop 集群各组件是否正常运行，磁盘空间是否正常 2. 查看医院数据中心控制台首页数据总量、数据增量等是否正常显示 3. 查看医院数据中心应用患者统一视图、医嘱闭环等是否正常运行
关键服务	4. 查看对外服务是否正常运行 5. 查看实时消息服务是否正常运行
日志监控	6. 查看抽数日志记录有无异常 7. 微信端监控消息推送日志有无异常
数据核对	8. 查看数据增量范围是否合理

三、服务数据中心

（一）系统概述

服务数据中心（SDR）基于医院全量数据中心搭建，数据源包含院内与患者相关的医疗服务系统，包括互联网医院系统、自助一体机系统等，也包括院外其他爬虫数据、环境数据等第三方数据。通过数据分类标签体系的构建，SDR 将采集到的数据划分为两大模块，一类是与患者服务有关的专题数据，包含患者医疗服务数据、消息推送数据、用户行为数据等，另一类是与时间序列相关的患者就诊时序数据。SDR 基于数据处理、消息管理、行为科学、安全管理等多种技术支撑，构建丰富的对外服务应用体系。

（二）系统功能

SDR 系统功能架构如图 3-1-5 所示，主要功能包括以下几方面。

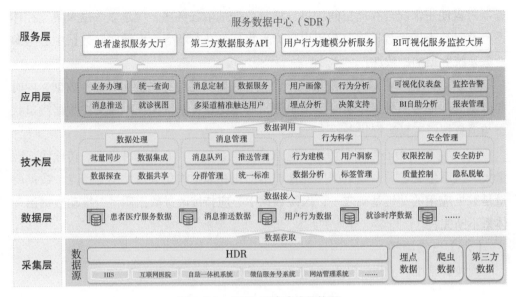

图 3-1-5 SDR 系统功能架构图

1. 患者虚拟服务大厅 通过提供聚合统一的服务入口，支持患者一站式就医业务办理、就诊结果统一查询、历次就诊视图查阅以及消息提醒与推送等。

2. 第三方数据服务 API（application program interface，应用程序接口） 通过对患者分群管理和患者服务打包处理，为第三方系统提供统一的对外 API 服务接口，实现消息定制服务、数据查询服务以及服务多渠道精准触达用户等功能。

3. 用户行为建模分析服务 基于前期埋点和标签体系建立工作，实现用户画像建模、用户行为分析等，支持从多维角度洞察用户行为，为医院经营管理及信息系统优化改进提供决策支持。

4. BI（business intelligence，商务智能）可视化服务监控大屏 利用可视化建模技术提供 BI 服务实时监控看板，包括仪表盘分析、根据预设规则监控告警、拖拽式自助分析等，通过多种手段助力提升医院服务监控效率。

（三）系统角色管理

1. 系统管理员权限 具备系统全部功能权限以及授权权限，主要为医院信息中心系统管理人员使用。

2. 数据管理权限 具备后台数据管理相关权限，包括数据同步、标签管理、报表管理等，主要为数据管理人员使用。

3. 业务接入权限 具备业务接入相关权限，包括推送管理、数据查询等，主要为外部业务系统管理人员使用。

4. 对内服务权限 具备用户行为研究服务和 BI 可视化大屏服务使用权限，主要为医院经营管理部门人员使用。

5. 对外服务权限　具备医疗业务办理、医疗服务统一查询、就诊视图查询等功能，主要为医院患者使用。

（四）交互关键点

1. 数据采集接口　SDR 通过实时或定时方式从数据中心、互联网医院等涉及服务业务的系统中获取服务类数据。

2. 数据分析接口　将新采集数据加入数据标签体系架构内，通过数据管理、消息管理、BI 分析等多种技术手段辅助，实现对数据的二次归类处理。

3. 数据应用接口　根据实际应用业务，对外提供包括消息推送、服务 API、BI 数据分析等多种类型的应用服务。上述交互关键点详见图 3-1-6。

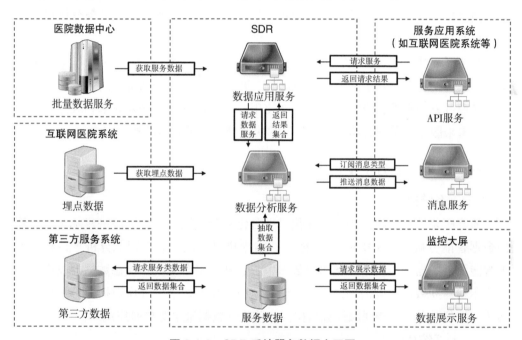

图 3-1-6　SDR 系统服务数据交互图

（五）建设风险点

1. 建设过程中要充分考虑系统发生异常时应如何处置，预留合理适当的应急方案，如预留备用对外应用服务接口、数据备份定时同步等。

2. 建设时应考虑多系统接入同类型数据服务场景，预先对服务接口与数据格式进行标准化和规范化处理，应覆盖多类型应用场景，尽量避免重复建设。

3. SDR 在数据采集与数据应用服务环节均涉及与其他系统的数据交互，如涉及内外网交互，需要注意加强网络防护和系统安全，减少不必要的访问权限，提高网络策略等级，以避免由安全漏洞引起的业务风险。

4. 在数据采集与数据分析环节应注意数据的隐私保护处理，如数据仅用于统计分析，则应进行去隐私化处理；如需针对患者服务，则功能模块应具备数据传输和存储加密功能。

（六）创新应用

1. 基于业务需求构建全链条服务数据体系　从业务需求角度出发，打造从数据采集、数据归集、数据分析、数据建模、基础应用、综合服务的全链条服务体系建设，通过数据预处理技术，实现数据交互更快、数据分析更精准、数据去隐私更安全。

2. 采用规范标准开展全局服务场景建设　SDR 数据层采用统一规范化数据标准，通过多数据源合并专题化数据集合，提供全局统一的服务应用场景，如多渠道挂号记录统一查询、多渠道缴费记录统一查询、全病程就诊记录统一查询、就诊全流程消息提醒推送、BI 可视化决策数据大屏等，实现从数据分析到业务分析再到策略分析的递进转换。

3. 整合数据通道提供统一数据订阅接口　对外提供统一数据集合与综合服务接口，底层变化不会对上层应用造成影响，减少因数据源变动带来的系统改造工作量。各业务系统根据自身实际需求订阅使用，有效提升系统接入效率和服务可复用性，为未来服务数据中心功能扩展建设的快速推进提供有力的技术支撑。

四、数据智能分析平台

（一）系统概述

随着医院信息化建设进入一体化、平台化的新阶段，北医三院搭建基于云计算的数据智能分析平台（RDR），全面支持临床科研建设。数据智能分析平台利用人工智能及大数据相关技术，从医院数据中心、外部平台汇集多模态数据，以应用场景为驱动建立数据深度治理体系，构建数据应用模型，搭建临床数据分析平台和专病队列管理平台，支持回顾性数据挖掘和前瞻性数据采集等科研应用。

（二）系统功能

1. 数据采集　数据智能分析平台的数据来源于医院数据中心数据和外部数据，通过 ETL 工具实现历史数据和增量数据的汇集。

2. 数据治理　①标准化体系建设：包括疾病、药品、手术、检验、检查、症状等标准化术语体系建设；②数据处理：包括数据融合、元数据模型的建设、自然语言处理（natural language processing，NLP）以及按照标准化术语集进行数据归一化处理；③数据质控：对各环节数据量、数据完整度及数据准确性、一致性、有效性进行质控，实现对数据的全方位核查；④数据转换：针对发现的数据问题进行数据治理，如多来源处理、缺失数据填补、重复数据去冗余、中间指标数据计算等，以形成高质量可利用数据。

3. 数据模型　结合应用场景建立数据模型。①基础模型：结合数据标准，基于数据分类格式实现疾病、症状、药品等数据的基础存储，同时支持以患者为中心的数据聚合；②融合模型：面向时间序列、患者画像等融合应用场景，按照就诊次、患者等多维度进行聚合形成的模型；③挖掘模型：贯穿疾病诊前、诊中、诊后全流程，面向诊断推荐、疾病关联分析等应用场景，聚合相关数据形成的模型。

4. 数据应用 面向临床科研应用，搭建临床数据分析平台和专病队列管理平台。其中，临床数据分析平台是一种面向全院、通用的科研平台，在研究开始前已经存在，并非针对特定研究问题收集数据而形成，主要用于对海量数据的探索性研究。专病队列管理平台是一种根据明确的研究目的和计划，至少部分数据需要前瞻性主动收集而形成的数据库，主要用于院内大型研究团队专病队列的建设。平台功能架构详见图 3-1-7。

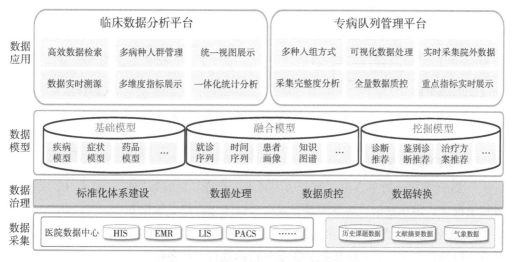

图 3-1-7 数据智能分析平台功能架构图

（三）系统角色管理

1. 管理员权限 具备平台全部功能权限，主要为医院信息中心系统管理人员使用。

2. 主要研究者权限 具备患者管理、随访管理、人群检索、统计分析、数据管理（数据质控、数据核查）权限。

3. 科研医生权限 具备患者管理、随访管理、人群检索、统计分析权限。

（四）交互关键点

临床数据分析平台和专病队列管理平台通过调用数据智能分析平台中的历史数据查询服务、知识库服务、自然语言处理服务等，获取患者历史数据、知识库和分词结果，通过医院数据中心获取患者病历、检查、检验等数据，通过集成平台实时获取患者入院数据，通过对接外部气象平台实时获取气象数据，以上接口交互关键点如图 3-1-8 所示。

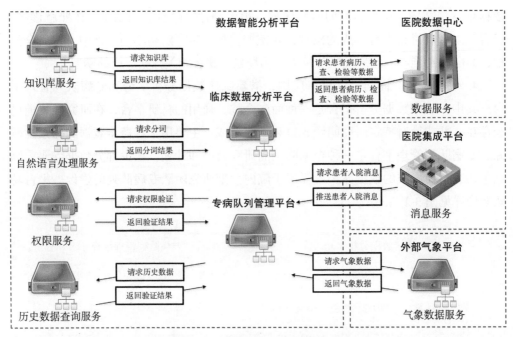

图 3-1-8 数据智能分析平台交互图

（五）建设关键点

1. 数据智能分析平台包含患者病历文书、检查、检验等数据，需采用多层级账号权限设置、隐私数据脱敏管理等方式全面保障患者隐私数据安全。

2. 数据智能分析平台中除包含院内数据外，还包含从移动端主动采集的患者院外数据以及医生手工录入的数据，需要对数据进行严格备份。

3. 数据清洗过程包括数据加工、标化、归一等过程，其结果直接影响数据的后期利用，需要实现数据清洗过程的可视化，提高数据清洗质量。

（六）创新应用

1. 技术创新 基于人工智能技术，构建医学知识图谱体系，实现医学知识自底向上的全面解析，并支持基于语义的知识检索、科研知识临床验证等临床科研应用场景。

2. 模式创新 通过建设数据智能分析平台，临床医生可基于海量医疗数据提出科研假设，高效检索研究人群和特征变量，极大地提高了数据获取效率和数据质量，缩短了科研产出的周期，以数据驱动研究，实现科研模式的创新。

3. 应用创新 基于特征提取、机器学习等技术，建立疾病分析预测引擎，通过与临床辅助决策支持系统集成，实时进行疾病预测、风险评估，从而实现从数据到知识再到临床应用的完整闭环。

4. 管理创新 基于数据智能分析平台进行的数据服务建设，探索数据资源向数据资产的转化，将有价值的数据合理合规、便捷高效地提供给数据需求方，逐步实现可自助、可复用、安全可控的数据服务目标。

五、影像数据中心平台

（一）系统概述

医疗影像数据具有数据规模大、动态流转快、数据种类多和数据价值高的特点。医技系统产生的医疗影像数据独立存储，给数据查找和调阅带来诸多问题，限制了数据的有效利用及价值挖掘，为满足诊疗、临床决策支持、疗效评估、疾病预测和医学研究等应用需要，对医疗影像数据集中标准化存储管理势在必行。

影像数据中心（IDR）平台通过集成平台及影像传输接口集成 RIS/PACS、超声、心电、病理、内镜、核医学、眼科特检、喉镜等系统获取检查报告数据，并同步各检查影像数据，实现标准化影像及报告数据的集中存储。平台以患者为中心，以时间轴为基线全方位展现患者各类检查影像及报告结果，有效解决多源异构系统间数据集中展示及影像数据间共享问题，为临床诊断提供充分数据支撑，提升工作效率。IDR 平台的建立将进一步拓展区域医疗、医联体影像数据纳入集中存储管理与应用，为建立影像存储、归档的统一标准和数据治理、质量控制的规范流程，联动 RDR 平台进行绩效、临床、影像智能应用分析以及科研教学等工作的开展奠定基础。

（二）系统功能

影像数据中心平台主要功能包括影像及报告数据的集中存储，由临床应用域及影像智能分析域组成，涵盖辅助临床诊断、区域影像共享、智能分析、科研及培训教学五大应用功能。平台与其他系统采用嵌入式界面集成，完成影像报告数据一体化展示，支持结构化报告存储，集成临床诊疗数据、管理运营数据、专家使用指南及知识库等数据，开展影像智能分析，辅助临床诊断，支持科研教学应用。影像数据中心平台功能架构如图 3-1-9 所示。

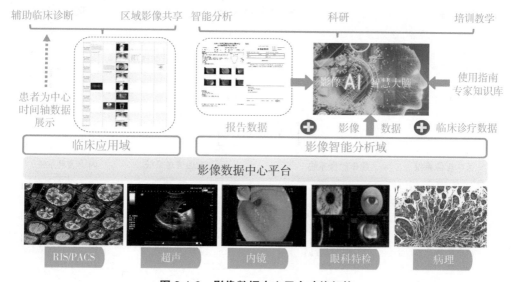

图 3-1-9 影像数据中心平台功能架构

影像数据中心平台存储数据应具备二次利用特点，影像数据按照医学数字成像和通信（digital imaging and communication in medicine）标准即 DICOM 3.0 统一进行管理，结构化报告具有统一的数据标准，报告应规范诊断名称、诊断类型、检查名称、检查类型、检查部位等关键数据，包括检查所见、检查结论等医疗数据，实现检查报告在影像数据中心的结构化存储，做到报告数据根据医学语境转化为结构化数据，可用于存储、查询、统计，实现异构影像报告互认，促进影像数据充分共享。

平台自身具备灵活性、可扩展性、可集成性、安全、稳定、可靠等特点，服务功能支持独立扩展，系统开发、配置调整、升级等变更不影响其他应用的韧性，集成方面具有统一的 API 接口及对应接口标准规范，不同集成环境下具有动态调度和均衡流量的处理机制，保证最小延迟的实时计算与输出能力，安全稳定方面采用集群部署，规避单点故障，提升系统可用性，应用、网络传输及数据存储具备完整的安全保障体系，综合提升平台的整体稳定及健壮性。

（三）系统角色管理

1. 系统管理员权限　具备系统参数设置、常用词设置、接口配置权限。
2. 调阅权限　具备以患者为中心时间轴一体化影像数据展示调阅权限。
3. 共享权限　具备影像数据分享及访问权限。
4. 教学应用权限　具备应用影像数据开展教学培训权限。
5. 分析应用权限　具备影像智能分析辅助临床决策支持权限。

（四）交互关键点

影像数据中心平台主要包括报告数据获取及医技系统影像数据获取两大部分接口，交互接口如图 3-1-10 所示。

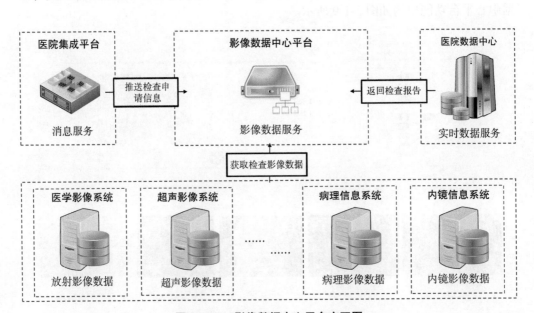

图 3-1-10　影像数据中心平台交互图

1. 报告数据获取接口 与集成平台及数据中心集成获取结构化影像报告数据。

2. 影像数据获取接口 与 PACS、超声、病理、内镜等医技系统集成获取影像及 PDF 报告数据。

3. 为应用场景提供规范标准的 API 应用集成接口服务。

（五）建设风险点

1. 系统构建应充分考虑影像数据中心平台应用集成及数据存储的可扩展性。

2. 集成各个医技系统获取影像数据时，应考虑交互接口获取数据的方式，减少对业务系统性能的影响。

3. 支持 AI 智能影像分析，应考虑平台的计算能力及网络存储的吞吐性能。

4. 充分考虑数据安全因素，平台影像数据应采取压缩方式进行二次处理。

（六）创新应用

1. 系统支持多源异构影像及报告数据时序化融合存储，实现患者影像报告数据一体化展示。

2. 构建基于结构化报告及 DICOM 标准影像数据集中存储，支撑 AI 智能影像分析，为临床提供辅助决策支持。

3. 平台采用高效压缩算法，实现数据无损压缩存储，完成数据高效读取传输。

4. 为多维度影像数据展示的科研教学提供应用支撑，为探索多源异构影像数据区域共享奠定基础。

六、集团协同信息平台

（一）系统概述

为适应医院集团化发展整体战略，依托信息技术实现跨院区业务协同交互及数据融合共享，北医三院构建高可用、易扩展、低成本、安全可靠的集团协同信息平台。平台基于高内聚低耦合的 SOA 架构、医疗信息标准体系及医疗信息安全体系，实现角色统一分级授权管理和统一术语与元数据管理。不同于传统医院集成平台用于异构系统数据交互，集团协同信息平台在其基础上构建各级医疗卫生机构诊疗数据采集与共享服务平台，通过两级平台交互，实现院区之间、医联体之间、机构之间的数据采集与交换。基于协同服务基础平台，实现跨机构的预约诊疗、双向转诊、专家出诊、病历共享、多院区协同监管。基于数据共享，打造多院区协同检验、协同影像、协同心电、远程中心等模块。

（二）系统功能

系统功能主要包括基础平台以及建立在基础平台之上的协同应用功能模块。系统功能架构如图 3-1-11 所示。

基础平台包括集团患者主索引（enterprise master patient index，EMPI）、资源管理、数据交互等。其中集团 EMPI 用于将发生协同业务患者的基本信息集中管理，

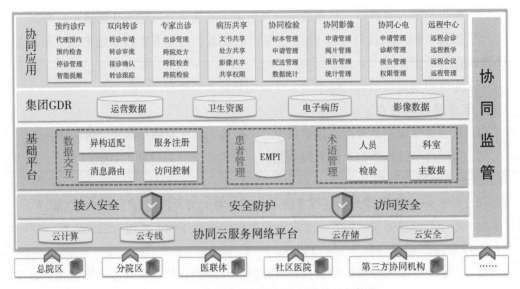

图 3-1-11　集团协同信息平台系统功能架构图

生成唯一患者 ID，实现协同机构间诊疗信息的连续展示。资源管理实现对接入机构人员、科室、检验检查字典等主数据管理，为跨院区业务协同创造条件。

集团数据中心（GDR）主要支持跨院区数据共享，提供标准 CDA 文档和 XML 文档，对于院内已建成标准化数据中心的机构，可直接与集团协同信息平台进行数据交互；对于院内未建成标准化数据中心的机构，可采用基础平台中的协同交互服务完成数据交互。

集团协同应用主要涵盖以下功能。

1. 预约诊疗　包括预约挂号、短信提醒、停诊管理等功能。提供接口调用、界面维护等多种方式对预约资源进行维护。

2. 双向转诊　与预约诊疗模块深度融合，实现资源预约和诊疗信息上传；同时，加强双向转诊业务闭环管理，实时更新患者转诊就医状态。

3. 专家出诊　到其他机构支援的出诊专家可使用统一的工作站开具处方、检查、检验等申请，通过集团 GDR 实现患者诊疗数据的合并归档。

4. 协同检验　依托资源中心实现跨机构检验项目字典管理，支持检验标本外送业务全流程线上闭环追踪，同时与院内平台对接，支持在集团协同信息平台下载检验报告，患者也可以通过微信等方式查阅检验结果。

5. 协同影像　实现影像数据的采集、发布、交换、管理和存储等功能，支持远程会诊、上传图像、报告书写、逐级审签及远程影像诊断。

6. 协同心电　实现跨机构心电数据采集、会诊、报告管理，满足患者查询历次心电图检查报告的需求，提高诊疗效率。

7. 远程中心　支持点名会诊、择期会诊、多学科会诊等多种模式，可在会诊界面直接调阅集团 GDR 的电子病历数据、检验检查及影像数据。

8. 集团监管　包括集团消息监控、集团 EMPI 监控，用于监控消息队列以及服务器使用情况、实现业务量等各项医疗指标统一展示。

（三）系统角色管理

集团协同信息平台通过资源管理模块实现用户权限管理。权限分配采用院区、科室、角色三级授权体系，支持院区平行授权和业务垂直授权。院区平行授权即各院区分配院区管理员权限，由各院区管理员再给本院区各科室、各角色授权。业务垂直授权则根据业务需要，总院区直接给各个子业务系统分配相应的角色权限。

（四）交互关键点

对于院内已建有集成平台并完成数据标准化的机构，可依托医院集成平台与集团协同信息平台两级平台实现跨机构业务协同、信息交互，过程如下：①定义协同服务 ID，区分不同机构、协同业务系统；②医院集成平台建立相应消息队列，协同业务产生的消息发往院内业务系统，医院集成平台对应新定义的协同业务服务 ID 为业务系统建立对应 OUT 队列，建立业务系统对协同业务服务消息的订阅关系，经消息路由将协同业务消息发送到院内业务系统；③业务系统产生的消息发往协同业务，医院集成平台对应新定义的协同业务服务 ID 为业务系统建立对应 IN 队列，集团协同信息平台订阅新定义的协同业务消息，再根据目标协同业务系统将消息分发到集团协同信息平台对应的队列中。具体交互如图 3-1-12 所示。

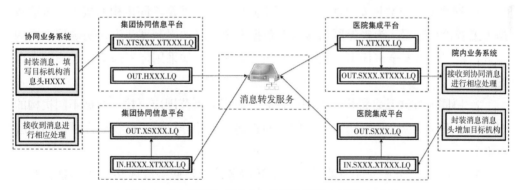

图 3-1-12　医院集成平台与集团协同信息平台交互图

对于未建设集成平台的机构，协同业务的交互则需要依赖前置服务器。协同机构将数据上传至前置服务器，通过前置应用服务进行标准转换、数据清洗后上传至集团协同信息平台进行数据交互。

平台患者主索引、资源中心、预约中心、双向转诊、协同检验、协同影像、集团化监管平台等模块涉及与医院集成平台、数据中心、号源管理等系统交互。具体交互如图 3-1-13 所示。

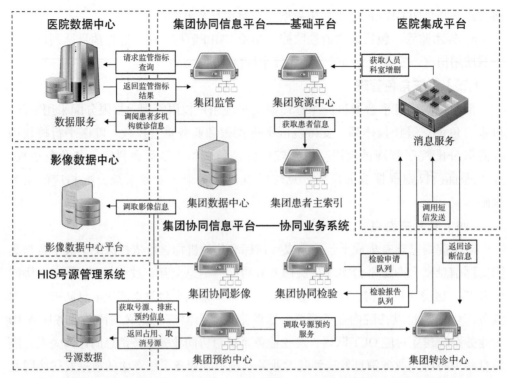

图 3-1-13　医院集成平台、数据中心、号源管理等系统与集团协同信息平台交互图

（五）建设关键点

1. 网络安全及数据安全防护。集团协同信息平台涉及不同机构的接入，传输数据为患者诊疗数据，为确保网络接入及数据安全，应加强制度建设，明确接入机构职责，签署网络安全责任书。同时应加强技术保障，如采用加密通道，以确保数据安全传输。

2. 协同业务涉及多机构，不同机构间对数据可见范围应可控。根据不同机构的权限划定不同角色，根据角色限定数据的查询、统计等权限，授权后方可访问相应数据。

3. 两级平台交互过程中涉及消息中转服务，中转服务故障将造成消息交互失败，影响业务正常进行。应加强日常巡检，通过判断医院集成平台中的协同消息与集团协同信息平台的协同消息量是否一致，判定中转服务是否正常。

（六）创新应用

1. 丰富云计算应用，安全高效地利用云计算服务和数据存储；充分发挥云网融合优势，多机构灵活接入、便捷访问；不受接入机构及总院区网络架构限制，便于扩展；发挥云资源弹性扩展特性，根据协同业务量不断调整优化云资源，保障协同业务高效运行，协同数据可靠存储；借助云安全资源池，保障协同业务交互安全。

2. 构建基于集团协同信息平台的多院区异构系统信息交互体系；在医疗集团

内实现医院集成平台与集团协同信息平台两级平台交互模式，通过服务注册、异构适配、消息交互，实现跨机构、跨区域业务系统交互及数据融合共享；扩展服务半径，推动优质医疗资源下沉，促进多院区同质化发展。

3. 实现跨机构异源异构系统数据整合；通过集团患者主索引对患者诊疗信息统一管理，通过资源中心对各机构异构系统主数据字典做映射对照，保证数据完整统一，便于跨院区协同业务开展，提高系统易用性。

（杨朝玉　李维　左锐　张沛　孙震　席韩旭　徐金建　谷今一）

第二节　智慧服务系统建设

一、微信服务号系统

（一）系统概述

微信服务号系统是以优化患者就诊流程和就医体验为出发点，依托微信公众平台搭建的在线医疗信息服务综合系统。通过对接医院门诊医生工作站、住院医生工作站、医院数据中心等多个业务系统获取患者就诊数据，在移动端利用互联网技术对患者就诊数据汇总展示，并为患者提供覆盖从门诊到住院等多场景全流程的精准实时服务，实现患者便捷、高效就医。

（二）系统功能

系统主要实现功能包括住院服务、互动服务、诊疗服务及导诊服务四大类。住院服务含入院登记、预交金缴纳、每日清单查询、流调承诺书查询、出院带药查询、餐卡充值、出院操作提示等；互动服务含我的信息、电子票据查询下载、检验检查结果查询、云胶片查看、病案复印邮寄等；诊疗服务含医院导航、就医指南、预问诊、我的账单等；导诊服务含医院首页、在线挂号、我的挂号等。系统功能架构详见图 3-2-1 所示。

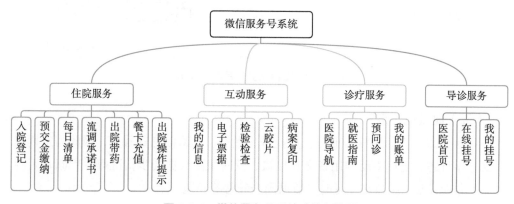

图 3-2-1　微信服务号系统功能架构图

（三）系统角色管理

1. 管理员权限　具备系统后台全部功能权限，主要为医院信息中心系统管理人员使用。

2. 患者类权限　具备系统对外医疗信息服务的业务功能使用权限，主要为医院门诊患者、住院患者、出院患者等各类患者使用。

（四）交互关键点

1. 集成平台同步接口　通过转发服务请求调用医院集成平台接口信息，同步患者门诊和住院等诊疗相关业务信息。

2. 数据中心同步接口　通过转发服务请求调用医院数据中心接口，同步患者检验检查结果等信息。

3. 预问诊系统同步接口　通过调用预问诊系统接口，针对特定患者请求相关问卷信息，获取问卷后同步反馈患者预问诊结果。

4. 室内导航同步接口　通过接口向导航系统提交位置等信息，并同步获取室内导航地图等相关指引信息。上述接口交互关键点如图 3-2-2 所示。

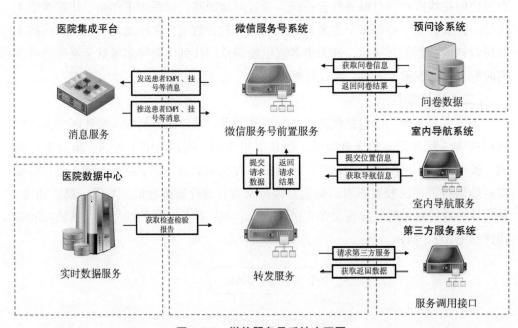

图 3-2-2　微信服务号系统交互图

（五）建设风险点

1. 因涉及患者就医核心业务，如挂号、缴费、就诊信息查看等，因此需定期查看服务器日志、定期手动调用各交互接口、及时关注数据同步情况等，判断是否存在业务办理异常、接口交互延时、数据同步异常等问题。

2. 微信服务号系统为互联网业务系统，涉及与医疗内网接口交互。内外网交互需重点关注网络安全和数据安全问题，定期进行安全漏扫工作。

3. 互联网业务访问量较大，若日志或缓存文件存储空间不足，将导致部分服务无法正常运行或报错，因此需要及时清理过期日志和文件释放空间，并扩展现有存储空间。

（六）日常维护

岗位日常维护工作详见表 3-2-1。

表 3-2-1　岗位日常维护事项表

事项	内容
运行状态	1. 查看消息推送、电子就诊卡注册、挂号缴费等核心业务模块是否正常 2. 登录服务器查看服务运行是否正常 3. 查看服务器存储空间是否充足
关键服务	4. 查看定时任务是否执行成功、日志有无异常 5. 查看与第三方系统的交互接口是否正常
日志监控	6. 异常和错误日志跟踪
安全管控	7. 挂号时图片验证码：校验拦截疑似机器刷号行为 8. 黑名单限制：对于疑似恶意挂号行为，进行挂号行为限制 9. 密码安全复杂度配置检查 10. 后台账户登录安全设置：同一账户多次输错密码将被禁用一定时间 11. 实时关注安全风险通报，对于系统程序相关问题及时修复升级
数据核对	12. 日常核对财务账户所收金额数据与成功缴纳数据是否保持一致 13. 统计报表与项目表单数据一致性核对

二、预问诊系统

（一）系统概述

预问诊系统以临床知识图谱为基础，结合各临床科室专业特点制作具有合理性、专业性和全面性的预问诊问卷，使用智能交互技术，引导患者依次填写就诊目的、症状、治疗经过、个人史、手术史等相关病情信息，并通过智能拼写生成预问诊病历，供医生参考和使用。该系统与微信服务号、互联网医院及门诊医生工作站深度融合，实现患者诊前通过移动端填写预问诊问卷，诊中医生站一键快速导入预问诊病历，提高医生问诊效率，提升门诊病历质量。

（二）系统功能

系统主要功能包括预问诊问卷开发及修改、问卷发布、患者填写问卷、患者查看或修改问卷、生成预问诊病历、医生查看和使用问卷等功能。系统功能及流程详见图 3-2-3。

（三）系统角色管理

1. 管理员权限　具备系统全部功能权限，主要为医院信息中心系统管理人员使用。

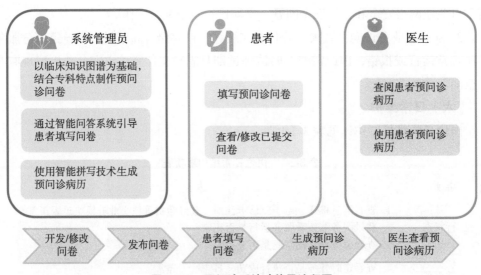

图 3-2-3　预问诊系统功能及流程图

2. 患者角色　可通过微信服务号或互联网医院登录预问诊系统并填写预问诊问卷。

3. 医生权限　可查看或使用患者填写的问卷。

（四）交互关键点

1. 预问诊系统调用接口　微信服务号系统和互联网医院系统通过接口调用预问诊问卷。

2. 推送预问诊病历接口　将患者的预问诊病历从互联网推送至医院内网存储。以上接口交互关键点如图 3-2-4 所示。

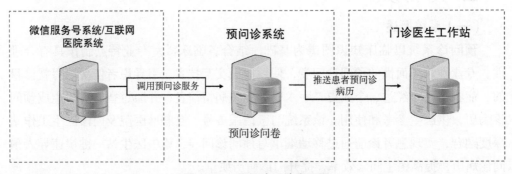

图 3-2-4　预问诊系统交互图

（五）建设风险点

1. 微信服务号系统和互联网医院系统调用预问诊系统接口时，接口异常会导致患者不能填写预问诊问卷，需定时检查系统接口状态。

2. 预问诊系统将预问诊病历从互联网推送至医院内网时，可能发生推送失败，需定时检查系统接口和存储空间。

（六）创新应用

1. 预先采集患者信息，辅助全面了解患者病情。预问诊问卷以临床知识图谱为基础并结合临床科室专业特点，保证了问卷的全面性和专业性。患者填写问卷的过程模拟医生问诊流程，智能问答系统会引导患者依次填写就诊目的、症状、治疗经过及其他相关信息，直至收集到完整的病情信息。

2. 智能生成预问诊病历，有效提升门诊病历质量。患者病情信息收集完成后，通过智能拼写技术将患者输入信息转换成符合病历格式的主诉、现病史、既往史等内容。医生使用问卷时只需对预问诊病历进行补充和修改，可提高病历内容的完整性，从而提升病历质量。

三、自助一体机系统

（一）系统概述

自助一体机系统是结合信息识别、机电一体化等多项技术，为患者提供一站式就医自助服务，以软件为核心、硬件为载体的一体化自助系统。通过与医院、银行、第三方支付等系统对接，支持身份证、就诊卡、医保卡等多种卡介质身份识别，实现患者注册、预约、挂号、缴费、报告打印等门诊全流程自助服务及住院注册、住院信息查询、缴纳预交金等功能，是衔接线上各类医疗服务平台和线下医生站、药房、检验等科室服务的桥梁。

（二）系统功能

自助一体机系统主要分为客户端程序和后台管理平台，系统功能概览详见图3-2-5，主要功能如下。

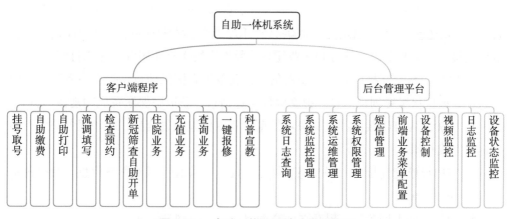

图3-2-5　自助一体机系统功能概览图

1. 客户端程序　部署在自助一体机硬件设备上，是承接医院线上和线下服务的重要支点。一方面，为线下来院就诊的患者提供自助服务功能，如自助挂号、新冠筛查自助开单、自助缴费、检查预约、凭条单据打印或补打以及就医信息查阅等；

另一方面，为线上互联网医院医疗应用提供线下辅助配合功能，如支持互联网处方打印、申请单等单据打印、预约取号、电子票据打印等。

2. 后台管理平台　大型综合医院自助一体机涉及业务面广、设备数量多、设备分布广，因此有必要开发后台管理平台以辅助系统管理人员进行日常运维和设备控制等工作。后台管理平台支持从硬件和软件双重维度，为管理人员的运维、监控、统计、故障排查等工作提供有效帮助。针对硬件设备，平台具备基本信息修改、定位管理、远程控制、日常监控、设备故障报警和网络部署情况查看等功能；针对软件系统，平台具备日志查询、功能和设备分组信息修改、应用服务监控、定时任务监控、埋点管理、数据统计和应用服务故障监控和排查等功能。

（三）系统角色管理

1. 管理员权限　具备系统全部功能权限，主要为医院信息中心系统管理人员使用。

2. 软件系统类权限　具备客户端功能配置、监控及日志查看、远程控制、配置文件导入等权限，主要为软件开发团队使用。

3. 运维类权限　具备经授权使用自助机相关统计数据、分级故障报警、设备状态监控、短信管理等功能权限，主要为日常运维人员使用。

4. 财务类权限　具备经授权使用对账、自助机退费查询、退费等功能权限，主要为财务人员使用。

5. 患者权限　具备系统对外医疗信息服务的业务功能使用权限，主要为医院门急诊、预住院患者使用。

（四）交互关键点

1. 集成平台信息同步接口　发送患者 EMPI 信息以及提交挂号、缴费、检查预约等相关数据请求，获取患者 EMPI、号源等信息以及处方、诊疗、检验、检查等待缴费信息。发送患者 EMPI 以及提交检验报告打印、体检检验打印以及凭条打印请求，获取检验报告、检验条码、挂号和缴费凭条等数据后发送打印服务，完成打印。

2. 医保信息交互接口　提交患者信息，获取患者医保信息。提交患者医保缴费信息，获取医保缴费划价信息。提交医保结算请求，获取医保缴费成功确认信息。

3. 检验报告打印接口　提交患者信息，获取检验报告信息，打印服务获取打印数据后完成打印。

4. 室内导航交互接口　提交患者挂号、检查、检验等门诊科室信息，获取科室位置和导航信息。

5. 网站页面查询接口　提交页面查询申请，获取网站页面信息。

6. 电子票据打印接口　提交患者身份、缴费次数等信息，获取电子票据信息，打印服务获取打印数据后完成打印。以上接口交互关键点如图 3-2-6 所示。

（五）建设风险点

1. 自助一体机系统涉及缴费和退费业务，系统功能逻辑设计过程中需避免错

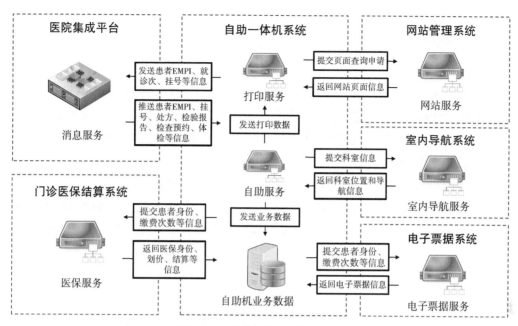

图 3-2-6　自助一体机系统交互图

收、漏收、多退等风险，系统建设时应对涉及费用相关功能节点加入适当校验机制，系统上线前需通过多种方式进行严格测试。

2. 自助一体机系统作为医院门诊主要业务系统，系统大面积长时间瘫痪会对医院及患者造成较大影响，系统建设过程中需要考虑多服务分担风险，服务负载尽量均衡，同时需要拟定故障应急预案，出现故障应及时排查解决。

（六）日常维护

岗位日常维护工作详见表 3-2-2。

表 3-2-2　岗位日常维护事项表

事项	内容
运行状态	1. 各功能模块服务响应是否成功 2. 查看数据库定时任务执行情况 3. 定期查看服务器运行状态是否正常，如 CPU 使用率、磁盘空间等
硬件故障排查	4. 每日例行巡检，查看各类打印机是否正常并及时更换耗材 5. 定期检查设备各类读卡器及扫码装置工作状态
日志监控	6. 服务器上异常和错误日志跟踪 7. 硬件设备上异常和错误日志跟踪
安全管控	8. 系统登录时用户密码和验证码双重校验 9. 页面患者隐私信息脱敏 10. 自助设备硬件组件安全管控
数据核对	11. 自助机交易数据一致性核对 12. 自助机设备使用量统计，调整部署位置

四、医技自助打印系统

（一）系统概述

医技自助打印系统与各医技系统集成，同步检查报告内容和状态，患者通过自助机可便捷地领取超声、心电、超声心动等各类检查报告。同时，自助终端采取集中管理模式，可对设备故障、耗材消耗状态进行预警，提升自助打印系统的可用性。

（二）系统功能

医技自助打印系统包括身份验证、报告接收、报告打印、报告修改、后台管理和运维管理等功能模块，支持患者通过自助终端扫描电子就诊码完成检查报告自助打印，具备对设备、耗材状态、接口配置等运维管理功能。系统功能架构如图 3-2-7 所示。

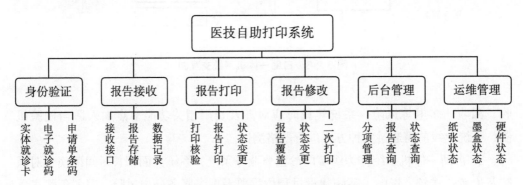

图 3-2-7　医技自助打印系统功能架构图

（三）系统角色管理

1. 系统管理员权限　负责系统接口配置、终端设备、用户和权限等基础数据及系统配置管理，查询自助终端设备状态、报告打印及设备预警等各类系统日志。

2. 运维人员权限　负责查询自助终端设备状态、报告打印及设备预警等各类系统日志。

（四）交互关键点

医技自助打印系统与超声影像系统、心电管理信息系统、超声心动系统、病理信息系统等业务应用集成，接收各医技系统的报告索引数据及 PDF 报告文件，系统接口交互如图 3-2-8 所示。

（五）建设风险点

1. 医技自助打印系统需确保检查报告内容与源系统的报告数据、模板和打印状态的一致性，严格确保异构系统的数据准确可靠。

2. 充分考虑报告重审流程问题，源系统取消报告审核发布后，医技自助打印系统应同步取消，重新审核后应更新检查报告。

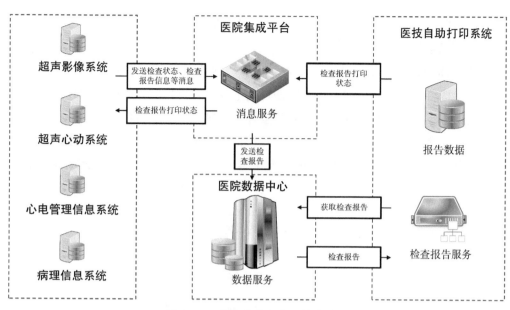

图 3-2-8　医技自助打印系统交互图

3. 自助终端应具备缺纸、卡纸、硬件故障等预警功能。

（六）日常维护

岗位日常维护工作详见表 3-2-3。

表 3-2-3　岗位日常维护事项表

事项	内容
运行状态	1. 巡检医技自助报告打印机状态是否正常 2. 检查系统间数据交互服务是否正常 3. 检查数据库和 web 应用服务器的资源使用及存储空间是否正常
关键服务	4. 检查系统接口服务是否正常 5. 巡检数据库备份情况是否正常
日志监控	6. 检查系统日志和接口日志是否正常 7. 检查报告接收和报告打印等业务日志是否正常
安全管控	8. 报告查询访问控制限制
数据核对	9. 报告发送、接收和打印状态数据的一致性

五、综合预约系统

（一）系统概述

综合预约系统主要用于在超声、放射、消化内镜等医技科室及门诊和住院预约平台进行检查和诊疗预约，可根据各种预约和限制规则实现自动预约和冲突提醒，系统为自助一体机和互联网医院等预约渠道提供预约接口，实现患者自助预约，并将预约消息发送到医院集成平台，供医技系统登记、叫号等使用。

（二）系统功能

综合预约系统主要功能包括检查、检验、诊疗等医技科室的预约、退约和改约；支持按科室进行排班表维护和定期自动生成，支持号源分时段并可自定义配置各预约渠道；支持按照时间片、号源数量等多种排班模式；可根据医学规则、项目规则、冲突规则等自动预约，支持合并预约；支持预约、改约、退约、停诊、恢复停诊操作的消息推送；根据既定规则设置黑名单。综合预约系统功能架构详见图3-2-9。

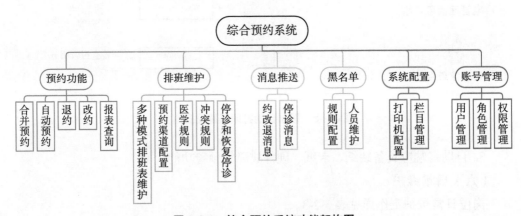

图3-2-9　综合预约系统功能架构图

（三）系统角色管理

1. 管理员权限　具备系统全部功能权限，主要为医院信息中心系统管理人员使用。

2. 科室管理岗权限　具备本科室排班维护、规则维护、停诊维护、报表查看等权限，主要为医技科室信息管理后台维护使用。

3. 科室预约岗权限　具备本科室项目预约相关业务权限，主要为窗口预约人员使用。

4. 其他管理部门权限　具备全院报表查看权限，主要供医务处、门诊部等管理部门人员统计分析预约数据使用。

（四）交互关键点

1. 消息获取接口　通过医院集成平台获取申请单消息；发送预约消息到医院集成平台供医技系统订阅。

2. 预约业务状态接口　通过与PACS、内镜系统、超声系统、LIS等医技系统的接口交互，获取预约、登记、上机等预约业务状态。

3. 自助预约接口　各自助预约渠道通过自助预约接口获取预约号源和提示消息信息。以上接口交互关键点如图3-2-10所示。

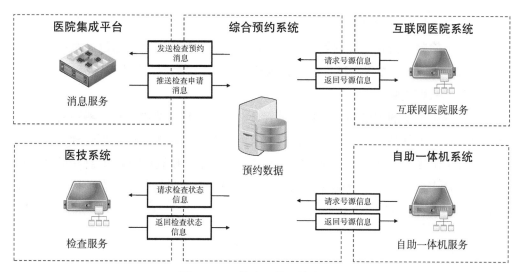

图 3-2-10 综合预约系统交互图

（五）建设风险点

1. 由于预约业务的及时性，综合预约系统对接医院集成平台消息接口的同时增加应急接口，确保预约消息在异常状态下及时准确推送。

2. 综合预约系统涉及院内各医技科室预约，不同科室人员可见预约项目和报表查看的类别不同，系统建设应当从业务层面设置权限控制。

3. 与多种预约渠道对接集成，需重点关注接口服务的稳定性和流畅性。

（六）日常维护

岗位日常维护工作详见表 3-2-4。

表 3-2-4 岗位日常维护事项表

事项	内容
运行状态	1. 各功能模块服务响应是否成功 2. 各界面加载速度是否正常
关键服务	3. 查看号源服务是否正常运行 4. 查看医院集成平台消息发送接收是否正常 5. 查看日志存储是否过满
日志监控	6. 异常和错误日志跟踪
安全管控	7. 系统登录时复杂密码校验
数据核对	8. 申请单数据和源系统数据一致性核对 9. 预约号源数据和对应关闭的号源数据一致性核对

六、分诊导医系统

（一）系统概述

分诊导医系统是指医院各候诊区、取药、检查、治疗区域所使用的智能化呼叫显示和分诊排队管理系统，通过集成平台与医技检查业务系统，自动获取患者挂号、诊疗、检验、检查、预约等信息，支持不同分诊模式需要，通过该系统实现患者有序就诊及健康宣教等功能，改善就医秩序，提升患者就医体验。

（二）系统功能

分诊导医系统的主要功能包括人员管理、诊室管理、终端管理、科室管理、出诊安排管理五大部分。人员管理包括出诊医师姓名、职称等基础数据管理；诊室管理包括设定出诊的诊室；终端管理包括诊室医生工作站和显示屏的 IP 绑定管理；科室管理包括出诊科室所涉及的诊室配置；出诊安排管理包括医生所在出诊诊室的设置。系统功能架构如图 3-2-11 所示。

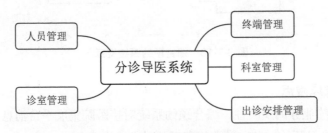

图 3-2-11　分诊导医系统功能架构图

（三）交互关键点

分诊导医系统与挂号、收费和医技系统均有交互，可获取患者挂号、缴费、检查、检验等数据和状态，交互关键点如图 3-2-12 所示。

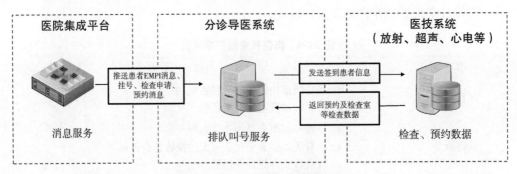

图 3-2-12　分诊导医系统交互图

（四）建设风险点

1. 分诊导医系统终端设备多，且安装部署具有特殊的位置要求，应充分考虑其后续资产盘点及安全运维的便捷性。

2. 应建立统一程序版本管理机制，以便出现问题时快速恢复，保障业务连续性。

（五）日常维护

岗位日常维护工作详见表 3-2-5。

表 3-2-5 岗位日常维护事项表

事项	内容
运行状态	1. 检查各功能模块是否正常 2. 检查接口连接、数据调取是否正常 3. 定期巡检服务器 CPU、内存和存储空间使用率 4. 查看数据库服务器、web 服务器日志是否正常 5. 查询数据备份是否正常
关键服务	6. 检查接口服务应用服务是否正常 7. 检查数据库服务是否正常
日志监控	8. 查看挂号、缴费记录日志是否正常 9. 查看检查预约记录日志是否正常 10. 查看基础数据同步日志是否正常

七、室内导航系统

（一）系统概述

室内导航系统是结合室内导航、蓝牙信标定位、2D（二维）和 3D（三维）地图等应用技术，为患者提供门诊全流程室内导航服务，帮助患者规划最佳行动路线的系统。通过与医院自助一体机系统、互联网医院系统、微信服务号系统、自助导航大屏设备等多系统对接，可支持多种终端（如线上移动终端、线下自助终端等设备）访问室内导航系统，使患者通过多渠道享受院内导航服务。

（二）系统功能

室内导航系统功能包括定位、地图数据管理、导航服务、语音提醒服务等模块，不同终端设备包含的功能有所不同。线上移动终端设备支持目的地位置搜索、最佳路线规划、2D 和 3D 地图展示、AR 实景图显示、岔路点照片显示、播放语音提示等；线下自助终端设备支持自助查看导航地图、挂号凭条扫码导航、智能规划就医路径等。系统功能架构详见图 3-2-13。

（三）系统角色管理

1. 管理员权限 具备系统全部功能权限，主要为医院信息中心系统管理人员使用。

2. 地图数据管理员权限 具备地图数据修改权限，主要为后台维护人员使用。

3. 患者权限 具备系统对外医疗信息服务的业务功能使用权限，主要为医院门急诊患者使用。

（四）交互关键点

1. 移动端交互接口 发送科室位置查询信息提交导航请求，跳转地图导航页面，显示地图信息及导航结果。

2. 自助机交互接口 通过转发服务发送导航信息提交导航请求，跳转地图导航页面，显示患者最佳就医路径。以上接口交互关键点如图 3-2-14 所示。

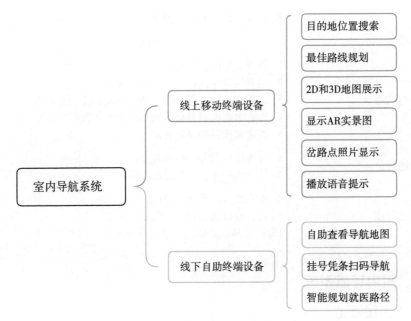

图 3-2-13 室内导航系统功能架构图

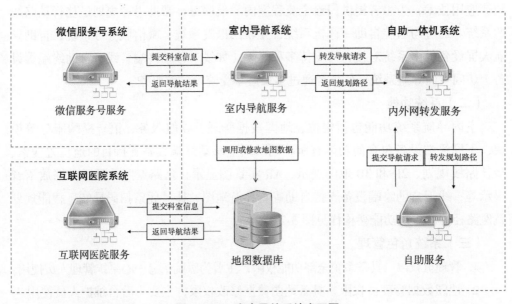

图 3-2-14 室内导航系统交互图

（五）建设风险点

1. 室内导航系统涉及医院地理信息数据，系统建设时应注意地理信息数据安全，地图数据生成需要增加审核机制。

2. 室内导航系统地图数据需要及时更新，否则会导致系统导航错误。

（六）日常维护

岗位日常维护工作详见表 3-2-6。

表 3-2-6　岗位日常维护事项表

事项	内容
运行状态	1. 查看各功能模块服务响应是否成功 2. 定期巡检定位模块，查看全院定位模块是否正常 3. 定期查看服务器运行状态是否正常，如 CPU 使用率、磁盘空间等
日志监控	4. 服务器上异常和错误日志跟踪 5. 定位设备异常和错误日志跟踪
安全管控	6. 系统登录时用户密码和验证码双重校验 7. 页面患者隐私信息脱敏
数据核对	8. 地图数据定时核对 9. 科室信息及时核对

八、预住院管理系统

（一）系统概述

预住院管理系统是基于预住院管理模式建设，针对医院开具入院通知与办理入院之间的环节，对预住院患者进行管理登记的信息系统。系统通过一站式流程完成预住院患者的信息登记、术前检查检验预约、术前评估，通过住院前多学科联合评估，严格术前准入，从而提升医疗安全，缩短患者的住院等待时间，改善患者就医体验。

（二）系统功能

预住院管理系统的功能按工作流程可分为患者信息登记、预约检查检验、检查检验结果评估、麻醉风险评估、预约住院五大模块，系统功能架构详见图 3-2-15。

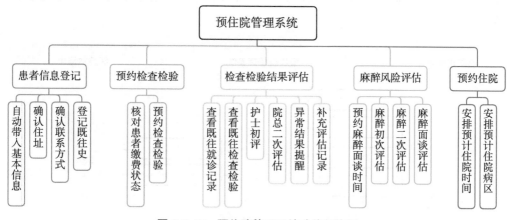

图 3-2-15　预住院管理系统功能架构图

1. 患者信息登记　实现患者基本信息（姓名、年龄、性别等）的自动带入；对患者住址、联系方式进行核实确认；登记患者既往史情况。

2. 预约检查检验　核对患者检查检验项目的缴费状态，完成患者检查检验预约时间的登记，统筹安排患者的检查检验预约。

3. 检查检验结果评估　支持患者既往就诊记录、既往检查检验结果的查看；实现护士初评、院总（住院总医师）二次评估的流程管控；支持补充评估的记录；实现患者检查检验异常结果的风险提醒。

4. 麻醉风险评估　实现麻醉面谈预约时间的登记，完成麻醉初次评估、麻醉二次评估、麻醉面谈评估的结果记录。

5. 预约住院　完成患者预计住院时间、预计住院病区的登记。

（三）系统角色管理

1. 护士权限　具有患者登记、查看患者状态、预约检查检验、评估患者检查检验结果、预约麻醉面谈时间权限。

2. 院总权限　具有查看患者状态、复核评估患者检查检验结果、登记预入院时间的权限。

3. 麻醉师权限　具有查看患者状态、麻醉评估结果记录、麻醉面谈评估结果记录权限。

4. 管理员权限　具有账号维护、配置临床工作组权限。

（四）交互关键点

1. 消息接口服务　通过医院集成平台获取科室字典、人员字典等主数据信息以及患者 EMPI 信息，与集成平台进行交互，发送患者用血评估信息，获取患者术前用血的预测结果。

2. 数据服务接口　系统通过与医院数据中心的数据服务接口进行交互，获取患者的检查检验报告信息、检查检验异常结果信息。以上交互关键点如图 3-2-16 所示。

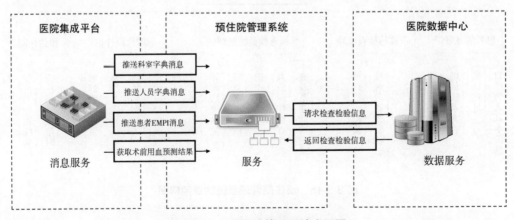

图 3-2-16　预住院管理系统交互图

（五）建设风险点

1. 预住院管理系统面向对象是已通知入院但未入院的患者，在患者办理入院后，需考虑设计已入院患者数据的移除机制，确保系统业务主表内的数据量适中，保证系统运行效率。

2. 部分系统登记患者因为评估结果不满足入院条件而被搁置，如果被搁置患者数量过多，会导致系统内冗余数据过多而影响系统效率。可考虑设置登记患者的显示时间区间限制，只显示半年或一年内未入院患者，也可增加手动移除机制，以便将搁置患者移除，保证系统运行效率。

（六）日常维护

岗位日常维护工作详见表 3-2-7。

表 3-2-7 岗位日常维护事项表

事项	内容
运行状态	1. 检查预住院管理系统各模块运行正常（登录、预住院患者列表、用血预采集评估、麻醉评估）
关键服务	2. 查看应用服务是否正常 3. 每日确认数据备份情况
日志监控	4. 错误日志跟踪
安全管控	5. 最小用户管理原则 6. 密码复杂度满足等保要求
数据核对	7. 核对预住院患者登记信息的完整性 8. 核对患者检验检查信息与医院数据中心的一致性

九、云胶片系统

（一）系统概述

云胶片系统采用网络技术实现数字化影像及诊断报告云端储存，患者可通过医院微信服务号或互联网医院系统，随时随地调阅、分享影像资料和诊断报告。云胶片系统通过前置机从放射信息系统（radiology information system，RIS）、影像存储与传输系统（picture archiving and communication system，PACS）定期拉取放射影像和报告数据，经压缩处理后上传至云端，实现移动端影像和报告数据的云调阅与访问，为患者提供便捷的无胶片化影像报告服务。

（二）系统功能

云胶片系统包括后台管理模块、应用模块和云网关模块三部分内容，功能架构如图 3-2-17 所示。

1. 后台管理模块 功能包括通道配置、数据源配置、传输查询、医疗机构映射配置、系统配置、用户管理等。

2. 应用模块　功能包括影像报告浏览、测量、窗宽窗位调节、影像及报告分享等。

3. 云网关模块　功能包括工作中心、统计分析、权限管理、基础信息管理、系统设置等。

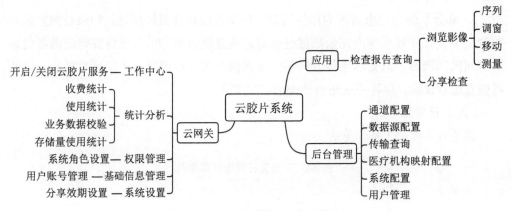

图 3-2-17　云胶片系统功能架构图

（三）系统角色管理

1. 云胶片管理员权限　具备云胶片基础信息管理、权限管理、系统管理权限。

2. 前台操作人员通用权限　具备云胶片开启或关闭权限。

3. 统计管理员权限　具备运营数据统计及报表查询权限。

（四）交互关键点

云胶片系统从 RIS/PACS 系统获取影像和报告数据，压缩后上传至云端形成放射影像报告数据库，并通过集成平台接收放射检查申请数据。微信服务号系统和互联网医院系统通过定时令牌校验机制安全调阅云胶片系统应用，支持患者放射检查报告的调阅。另外，云胶片系统集成数据中心获取放射检查报告数据作为应急备用，进一步提升系统高可用性。云胶片系统接口交互如图 3-2-18 所示。

（五）建设风险点

1. 云胶片系统可达的链路及交互节点云网关设备应充分考虑可用性及冗余机制，提高系统可用性。

2. 系统交互节点较多，应建立服务问题实时预警机制，便于及时发现并解决问题。

3. 微信服务号及互联网医院系统应用接口集成应采用动态令牌技术进行安全验证，避免网络异常访问风险。

4. 影像数据增量较大，对云端存储类型、性能、空间需给予关注。

（六）日常维护

岗位日常维护工作详见表 3-2-8。

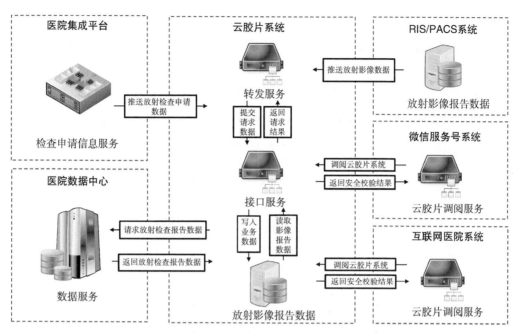

图 3-2-18　云胶片系统交互图

表 3-2-8　岗位日常维护事项表

事项	内容
运行状态	1. 查看服务器群集是否正常运行 2. 查看服务器磁盘或内存是否充足 3. 数据库备份是否正常
关键服务	4. 排查网关数据抓取服务、接口服务等状态是否正常 5. 查看短信预警信息，及时分析原因并处理
数据处理	6. 查看数据处理任务是否正常完成 7. 查看有无图像文件损坏或格式错误

十、线上病案服务系统

（一）系统概述

线上病案服务系统主要用于在线病案复印、病案申请管理和财务管理。在线病案复印是医院病案复印方式的线上扩展，支持在线申请，可将病历快递到家，减少患者多次来院，实现信息多跑路、患者少跑腿。病案申请管理、财务管理通过信息化手段实现线上病案服务闭环管理。

（二）系统功能

1. 在线病案复印　通过小程序或微信服务号申请，支持在线上传身份资料、提交复印内容、支付、接收电子发票、实时跟踪物流信息；支持通过微信推送、短信提醒实时关注资料审核、费用支付状态。

2. 病案申请管理　审核患者身份资料、复核申请内容；管理病案订单审核、支付、打印、邮寄、完成状态；支持一键打印归档病历、多维度统计病案申请处理情况。

3. 财务管理　通过电子报表核对病案财务与银行账单，管理电子票据开具。

线上病案服务系统功能架构详见图 3-2-19。

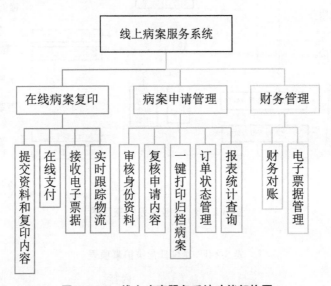

图 3-2-19　线上病案服务系统功能架构图

（三）系统角色管理

1. 患者权限　具备上传身份资料、确定病案复印内容、在线支付、接收电子发票、实时物流跟踪等权限。

2. 病案科权限　具备审核患者信息、审核复印需求、管理病案申请、打印病历、邮寄病历、统计病案申请及复印情况等权限。

3. 财务处权限　具备财务对账、发票管理等权限。

（四）交互关键点

线上病案服务系统与微信服务号、快递系统、微信支付平台、电子票据系统交互，处理在线病案复印业务；与病案可信归档系统、医院数据中心交互获取病历及患者数据。系统交互关键点如图 3-2-20 所示。

（五）建设风险点

1. 线上病案服务系统涉及微信交易，与快递系统实时分账，资金涉及微信财付通、银行卡、快递账户的流转，需关注微信财付通、银行账单、系统支付订单明细之间的数据一致性。

2. 在线病案复印申请时涉及患者照片上传，身份证、电话、地址敏感信息填写，需进行数据加密传输及存储，保护患者隐私。

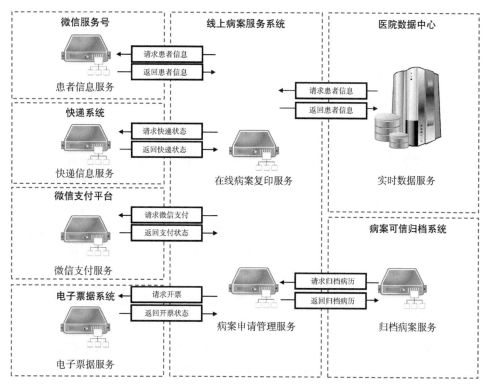

图 3-2-20　线上病案服务系统交互图

3. 线上病案服务系统涉及图片存储，建设时应注意图片压缩，并关注存储空间，定期检查其可用性。

（六）日常维护

岗位日常维护工作详见表 3-2-9。

表 3-2-9　岗位日常维护事项表

事项	内容
运行状态	1. 患者住院信息是否正常获取 2. 登录验证码是否正常加载，系统是否正常登录 3. 患者图片信息是否正常上传与加载 4. 电子票据是否正常开具
关键服务	5. 应用涉及多系统接口交互，网络策略调整时需要特别关注应用情况
日志监控	6. 错误日志跟踪
安全管控	7. 密码错误超过次数后禁用一定时间 8. 需验证码登录 9. 密码复杂度满足等保要求 10. 数据加密传输及存储
数据核对	11. 微信财付通、银行账单、系统支付订单明细的数据一致性核对

（王　研　王　欣　郑宇凤　李翠霞　郝文睿　邓文罡　李文桓　张　超　朱声荣）

第三节　智慧医疗系统建设

一、门诊医生工作站

（一）系统概述

以医院集成平台和医院数据中心为基础，门诊医生工作站集诊断录入、处方开具、检查检验申请、病历书写、患者院内外病历资料查阅、临床辅助决策支持、医疗智能语音录入、医保信息校验、CA（certification authority，认证机构）认证、上报卡等功能为一体，为医生提供高效智能的诊疗平台，辅助医生全面了解患者病情，推荐相关诊疗方案，实时综合预警提醒，提升诊疗工作质量，提高门诊工作效率。

（二）系统功能

系统主要功能包括诊断录入、处方申请、检查申请、检验申请、病理申请、入院申请、预约号、危急值处理、查阅患者院内外病历资料、病历书写、预问诊调阅、过敏原登记、上报卡、不良反应上报、临床辅助决策支持、医疗智能语音、医保信息校验、CA认证、分诊叫号等。系统功能架构如图3-3-1所示。

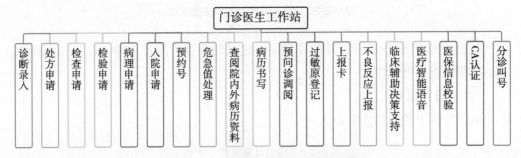

图 3-3-1　门诊医生工作站功能架构图

（三）系统角色管理

1. 管理员权限　具备系统全部功能权限，包括账号管理、功能模块分配及其他门诊医生工作站功能，主要为医院信息中心系统管理人员使用。

2. 科室信息员权限　具备权限包括制作科室模板、查看科室报表及其他门诊医生工作站功能，主要为各科室信息员使用。

3. 临床医生权限　具备权限包括使用门诊医生工作台、个人模板制作、查看个人报表等门诊医生工作站通用功能，主要为门诊医生使用。

（四）交互关键点

门诊医生工作站与其他系统的交互关键点包括医院集成平台接口、医院数据中心接口、医保服务接口、CA认证服务接口、临床辅助决策支持系统接口、医疗智能语音系统接口等。系统交互关键点如图3-3-2所示。

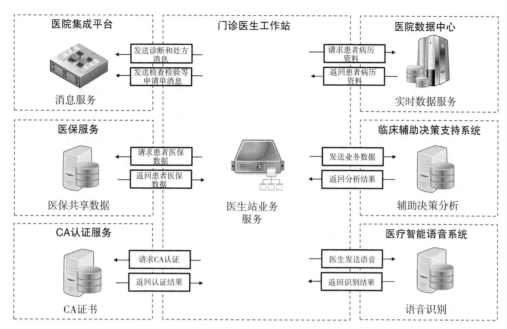

图 3-3-2　门诊医生工作站交互图

（五）建设风险点

1. 应合理使用医院集成平台资源。通过数据复用，可减少数据库业务表的重复访问，降低数据库锁表风险。

2. 医生开具处方和申请单后，执行科室收到医嘱并进行下一步处理。医嘱经确认后，系统将不允许医生修改历史医嘱，从而避免医嘱信息不一致。

3. 门诊医生工作站与其他系统交互时，使用医院集成平台的消息服务可降低系统间耦合度，减少系统死锁风险发生，以确保数据一致性。

（六）日常维护

岗位日常维护工作详见表 3-3-1。

表 3-3-1　岗位日常维护事项表

事项	内容
运行状态	1. 查看门诊医生工作站各项功能是否正常 2. 查看其他联动系统功能是否正常，如医保服务、预问诊服务、CA 认证等
关键服务	3. 查看业务数据库运行是否正常 4. 定期查看应用服务器运行是否正常
日志监控	5. 异常和错误日志跟踪
安全管控	6. 业务数据导出隐私脱敏、范围与权限严格限制 7. 定期安全漏扫，根据漏扫报告及时修复漏洞 8. 新增功能模块需通过等保测评，并根据测评报告修复漏洞
数据核对	9. 同步至医院集成平台的业务数据和本系统的数据一致性核对 10. 统计报表与业务数据一致性核对

二、急诊管理系统

（一）系统概述

急诊管理系统以分级诊疗为指引，以患者行为追踪为核心闭环管理，是覆盖急诊预检、急诊分诊、急诊诊疗、急诊留观、抢救监护以及科室管理的全流程数字化管理系统。该系统可通过信息化技术手段实现患者数据的采集和分析，评估患者病情危急程度，自动进行检伤分级，保障急诊医疗质量与安全，提升急诊的工作效率和管理水平。

（二）系统功能

急诊管理系统由预检工作站、急诊医生工作站、留观工作站、抢救工作站、个人结案几个模块组成，主要实现预检、分级就诊、留观、抢救、结案等急诊全流程管理功能。系统功能架构如图 3-3-3 所示。

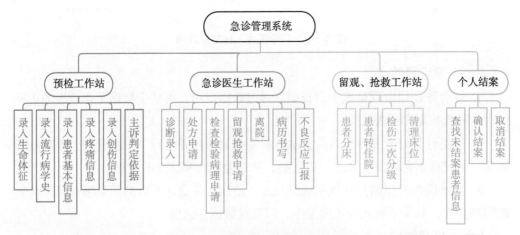

图 3-3-3　急诊管理系统功能架构图

1. 预检工作站　急诊采用四级分级管理及绿色通道优先就诊模式，通过对急诊患者分配预检号并支持关联已有的就诊 ID 号完成患者基本信息录入，并通过结构化检伤字典录入患者主诉，实现对病情自动分级，支持与血压仪等设备对接实现生命体征自动采集及多次获取，同时内嵌疼痛评分、创伤评分等智能评分模块，满足急诊精细化分级管理。

2. 急诊医生工作站　针对急诊患者特殊管理模式，除常用的处方开具、检查单开具、检验单开具、病历书写、不良反应上报、流行病学史录入等功能以外，还支持候诊患者列表按级别分颜色显示、查看预检分诊详情、查看生命体征、急诊病历续写、急诊患者交接班管理、留观或抢救申请单开具、患者结案离院等。

（三）系统角色管理

1. 管理员权限　具备系统全部功能权限，主要为医院信息中心系统管理人员使用。

2. 急诊医生权限 具备急诊医生工作站、急诊医生交接班、模板维护、字典维护、报表查询等功能权限，主要为医院急诊科医生使用。

3. 急诊护士权限 具备预检工作站、患者跟踪、模板维护、留观室工作站、个人结案、报表查询等功能权限，主要为医院急诊科护理人员使用。

（四）交互关键点

1. 电子病历模块接口 通过急诊医生工作站进行电子病历书写，完成后提交至电子病历模块。

2. 医保接口 根据急诊医生工作站请求获取当前患者医保信息，用于校验患者身份。

3. 医院数据中心查询接口 急诊医生工作站调用医院数据中心服务，查看患者检查、检验报告。

4. 临床辅助决策支持接口 急诊医生工作站调用临床辅助决策支持系统，实时传送诊断和医嘱信息，实现诊疗方案推荐和智能预警。

5. 医院集成平台接口 急诊医生工作站发送处方、检查申请等消息到医院集成平台，并订阅患者 EMPI、药品、科室字典等主数据消息。以上接口交互关键点如图 3-3-4 所示。

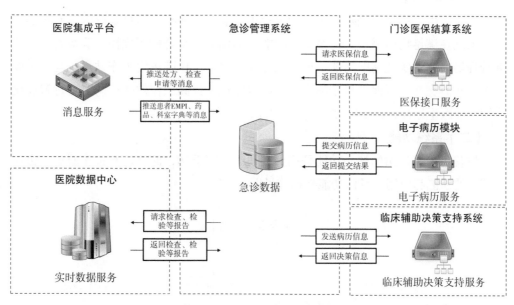

图 3-3-4 急诊管理系统交互图

（五）建设风险点

1. 由于急诊科的工作特点是急、危、重症多，患者病情凶险、变化迅速，因此对急诊管理系统的系统性能与运行平稳度有较高要求。系统建设时应做好系统性能和系统接口的优化，如后续发现问题，需及时协同人员采取应急响应处置，同时对问题进行排查处理。

（六）日常维护

岗位日常维护工作详见表 3-3-2。

表 3-3-2 岗位日常维护事项表

事项	内容
运行状态	1. 查看急诊医生站系统各模块是否正常 2. 查看急诊护士站系统各模块是否正常 3. 定期查看服务器运行状态是否正常，如 CPU 使用率、磁盘空间等
关键服务	4. 由系统巡检员每日巡检数据库、服务器、中间层
日志监控	5. 异常和错误日志跟踪
安全管控	6. 账号密码安全复杂度校验 7. 定期安全漏扫，根据漏扫报告及时修复漏洞 8. 每年进行等保测评，根据测评报告修复漏洞
数据核对	9. 定期核对急诊报表与院内财务报表，确保数据一致性

三、住院医生工作站

（一）系统概述

住院医生工作站围绕临床医生的医疗工作展开，在临床信息系统中具有核心地位。系统在满足病历书写、医嘱下达功能的基础上，整合病历质控、病案管理、医务管理等功能，实现高度功能一体化和界面集成化。住院医生工作站通过与多个业务系统实时交互，可促进复杂临床业务高效完成，提高工作效率；同时通过智能化应用辅助医生诊疗，减少医疗差错，提升医疗质量。

（二）系统功能

住院医生工作站的核心功能是病历书写、医嘱下达，此外也有很多服务于医疗和管理的功能和应用，具体功能架构详见图 3-3-5。

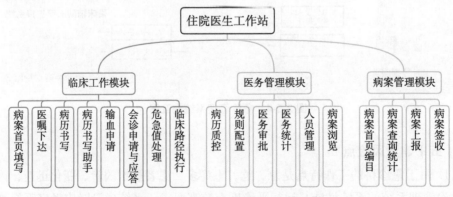

图 3-3-5 住院医生工作站功能架构图

1. 病历书写助手 可检索患者历次就诊的医嘱数据、检验结果、检查结果、病历内容、诊疗计划、体征等数据，并将数据直接引用到病历中。

2. 病历质控 质控病历书写是否超时和病历内容有无缺陷；进行病历内容质控时，质控专家可对病历段落进行标记，医生收到整改通知后，可在病历中查看病历缺陷和对应的文书段落。

3. 临床资料统一展示和引用 集成检验报告查询、检查报告查询、患者统一视图查询、麻醉记录查询等，支持直接调阅，无须跨系统查询患者临床资料。

4. 危急值处理 通过强打断式弹窗提示，由医师进行危急值判定，危急值处理完毕后，将处理意见返回相应系统，完成危急值闭环。危急值原因分析和处理意见可引入危急值病程记录。

5. 会诊申请与应答 将病历书写与医院会诊流程结合，申请科室提交会诊申请并书写诊疗经过和会诊要求，应邀科室应答会诊申请并书写会诊意见、对会诊进行评价；待会诊完成，应邀科室选择应邀医师级别，完成会诊计费。

6. 输血申请与审批 申请科室提交输血申请，申请单自动填充检验结果；待申请单提交并审批后，输血管理信息系统接收并处理输血申请。

7. 医嘱预警 提交医嘱时提示适应证和用药预警，保障用药安全。

8. 病案首页编目 编目病案首页时，可从其他业务系统调取数据，例如从医院集成平台获取患者住院费用信息、从移动护理工作站获取质控护士信息等；提交编目首页时，对编目内容进行完整性校验和逻辑校验，如病案首页项目是否缺失、填写内容是否矛盾等，保障编目准确性。

（三）系统角色管理

1. 临床医疗角色权限 具备病历书写、会诊申请与应答、输血申请、病案查看、既往就诊记录调阅等权限。

2. 模板维护专员角色权限 具备制作病历文书模板权限。

3. 病案管理角色权限 具备病案编目、病案首页质控等权限。

4. 医务管理角色权限 具备输血申请审批、医务报表查看、病案质控等权限。

5. 人员管理角色权限 具备维护人员的科室和角色等权限。

6. 系统管理员角色权限 具备系统全部功能权限，可监控系统运行状况、维护系统配置和参数等。

（四）交互关键点

1. 医院集成平台接口 住院医生工作站与医院集成平台交互，向医院集成平台发送医嘱消息、诊断消息、检验检查申请消息、转科应答消息、入出院消息、危急值确认消息等，供医院其他业务系统获取使用，这些消息是医院各类流程如医嘱流程、转科流程、危急值处理等流程的起点或关键环节，在诊疗流程中有至关重要的地位；同时住院医生工作站从医院集成平台获取医嘱撤销和停止消息、疑似危急值通知消息、更新患者基本信息消息、患者入出院消息等，实时更新住院医生工作站的病历质控、危急值提醒、患者基本信息等数据，保障数据及时性和一致性。

2. 医院数据中心接口　住院医生工作站与医院数据中心交互，向数据中心发送病案首页数据、病历文书数据、病历质控数据等，供医院其他业务系统调用；同时从医院数据中心获取患者检验报告、检查报告、体征记录、既往病历、既往医嘱记录、手术过程记录、手术访视记录等数据，用于患者病情展示及各类诊疗资料的调阅，也用于通过书写助手将诊疗数据引用至病历中。系统交互关键点如图3-3-6所示。

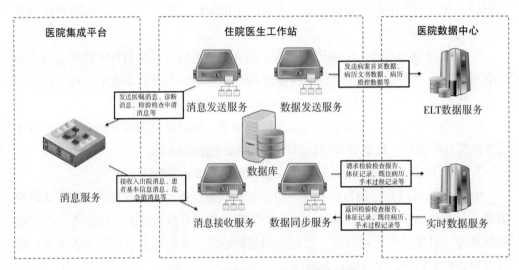

图 3-3-6　住院医生工作站系统交互图

（五）建设风险点

1. 病历文书包含重要隐私信息，病历文书内容建议用二进制加密并存储于数据库。

2. 需记录对病历的历次操作和相应的文书内容，便于追溯病历编辑过程。

3. 住院医生工作站与医院多个业务系统产生交互，为避免业务高峰时系统卡顿，要考虑搭建负载均衡，或建立应急接口机制，保障业务顺利进行。

4. 住院医生工作站运行时会产生大量数据，在数据库设计时应考虑数据库表的承载能力，同时优化代码，避免死锁。

（六）日常维护

岗位日常维护工作详见表3-3-3。

四、移动医生工作站

（一）系统概述

移动医生工作站主要应用于医生移动查房场景，基于医院数据中心充分整合电

表3-3-3　岗位日常维护事项表

事项	内容
运行状态	1. 查看模块功能是否正常 2. 查看应用服务器是否正常运行 3. 查看数据库表空间是否充足
关键服务	4. 查看数据服务是否正常 5. 查看与其他业务系统交互是否正常
日志监控	6. 错误日志追踪
安全管控	7. 密码多次输错时锁定账户
数据核对	8. 从其他业务系统调用的数据与原始业务系统数据一致性核对

子病历、医嘱、检验、检查、护理文书等系统数据，通过院内无线网络与移动设备实时交互，实现了医生对患者的临床医疗信息在移动端的调阅。同时系统还支持多种形式的查房记录并配有常用医学知识库，辅助医生临床工作。

（二）系统功能

1. 医师查房　包括临床病历查阅、检验结果浏览、检查影像调阅、异常值提醒、生命体征浏览、既往就诊查询等。

2. 麻醉医生工作站　以患者本次入院手术为维度，查阅患者术前访视记录、麻醉记录单、术后随访记录等相关手术资料。

3. 会诊应答　实时接收、处理会诊邀请，查阅会诊患者病历及其他医疗信息。

4. 查房笔记　查房过程中，可通过文字、语音、照片、画图多种方式进行查房记录，支持查房笔记写回住院电子病历。

5. 医学计算器　包含常用单位换算、血浆渗透压计算、体重指数（BMI）计算等多种医学计算器，并且配有公式说明，可准确高效计算结果值。系统功能架构详见图3-3-7。

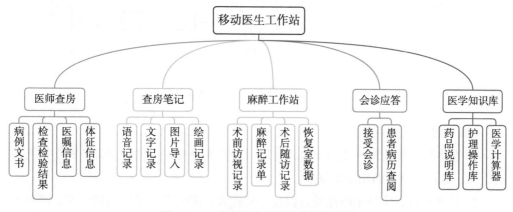

图 3-3-7　移动医生工作站功能架构图

（三）系统角色管理

1. 医生端账号角色权限　仅可查阅所属科室内所有患者信息。

2. 管理员医生端账号权限　具备全院科室权限，可查阅全部科室患者信息。

3. 管理后台端权限　具备系统全部功能权限，主要为医院信息中心系统管理人员使用。

（四）交互关键点

1. 用户信息接口　移动医生工作站的登录账号及用户权限通过与医院集成平台主数据服务接口获得。

2. 患者基本信息接口　移动医生工作站的患者基本信息通过与医院集成平台的EMPI 服务获得。

3. 患者医疗信息接口　查看患者医疗信息时，例如病历、医嘱、检查检验报告等信息，通过调用医院数据中心实时服务接口返回数据。

4. 患者检查影像接口　查看患者影像时，通过调用第三方服务系统，返回患者影像图片。系统交互关键点详见图 3-3-8。

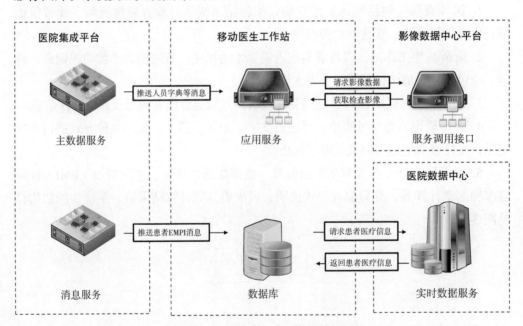

图 3-3-8　移动医生工作站系统交互图

（五）建设风险点

1. 医生移动端适配性尤为重要，建设时需要充分考虑不同移动设备操作系统的适配性，并进行全面的功能测试。

2. 患者检查影像原始图像所占内存空间较大，需要考虑采取图像压缩、缓存等技术手段提升图像加载速度。

3. 移动医生工作站与医院数据中心之间涉及大量交互接口，搭建过程中需选取稳定性高的传输方式，并且清晰记录各接口配置，以便于后期维护与升级。

（六）日常维护

岗位日常维护工作详见表 3-3-4。

表 3-3-4 岗位日常维护事项表

事项	内容
运行状态	1. 查看移动医生工作站医生端应用服务是否正常 2. 查看移动医生工作站管理后台端应用服务是否正常 3. 查看移动医生工作站各服务器是否正常运行，CPU 使用率、磁盘空间等是否正常
关键服务	4. 查看医生端调阅病历文书、检验结果等从数据中心获取的服务有无异常或卡顿现象 5. 查看医生端调阅影像数据服务有无异常 6. 查看医生端调阅手术麻醉单有无异常、是否完整 7. 查看医生端查房笔记能否正常填写，数据能否同步至住院医生站
安全管控	8. 严格限制访问权限，院内访问需要在内网环境下，院外访问需申请开通 VPN 9. 医生端访问页面水印留痕 10. 医生端禁止登录用户截屏、录屏等，防止数据泄露 11. 管理后台端记录用户行为数据，可进行数据溯源分析 12. 定期进行安全漏扫，根据漏扫报告及时修复漏洞 13. 每年进行等保测评，根据测评报告及时修复漏洞 14. 实时关注安全风险通报，对系统相关问题及时修复
数据核对	15. 定期抽查患者数据，确保与住院医生站数据一致 16. 定期查看查房笔记，确保同步至住院医生站

五、临床路径系统

（一）系统概述

临床路径系统是临床路径定义、执行和管理的数字化管理系统。系统支持临床和医务管理部门完成路径制作、路径节点设置、执行和变异管理、应用情况监控等工作。临床路径系统与住院医生工作站深度集成，医护遵照临床路径系统开展诊疗工作，从而达到规范医疗行为、减少变异、降低成本、提高质量的作用。

（二）系统功能

临床路径系统包括路径定义、路径执行、路径监控和基础字典管理四个部分。系统功能如图 3-3-9 所示。

1. 路径定义 包括定义临床路径基本情况，纳入排除标准，路径节点设置和路径节点重要诊疗工作等，设置需要完成的病历和医嘱等；定义临床路径与入院诊断、手术的对应关系；诊断和手术触发入径提示进入路径，或登记不纳入路径情

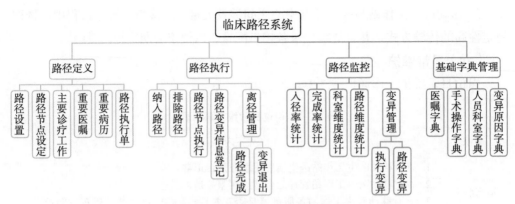

图 3-3-9　临床路径系统功能架构图

况，进行入径管理；设置路径专员制作和管理员审批完成路径上下线工作。

2. 路径执行　路径执行过程中，提供工作清单式的路径节点内容；关联住院医生工作站病历、医嘱、医技申请完成状态信息，对已完成的工作给予自动标记，对未完成的工作给予提醒。

3. 路径监控　以临床路径病历为基础，对路径入径率、执行率、完成率、变异率按院级、科室级、路径级等不同维度进行整体监控；为临床路径专员和医务管理部门优化路径定义、调整路径执行提供决策依据；针对病历文书执行变异、医嘱执行变异、路径变异退出等情况，记录变异原因，通过统计反映路径与实际诊疗符合性。

4. 基础字典管理　用于设置和同步医院集成平台基础字典。设置临床路径系统中变异原因登记字典，分为针对路径节点执行的医嘱和病历变异字典，针对路径执行变异退出字典。两字典构成标准的变异原因字典，用于支持路径相关的变异管理。

（三）系统角色管理

1. 系统管理员角色　可配置和执行系统同步接口和数据同步任务、管理系统角色、查看系统运行情况等。

2. 临床路径维护专员　具有科室级路径定义权限，可制作和调整路径内容。

3. 临床路径管理员　具有科室级临床路径审核、发布路径权限和路径执行情况监控权限。

（四）交互关键点

临床路径系统与医院集成平台主数据服务和消息服务进行对接，获取推送的人员、科室、疾病分类、手术操作等字典信息和医嘱开具、撤销、停止等状态信息。与住院医生工作站深度集成，交互包括路径制作中的路径定义、路径节点信息和路径执行中的状态信息。系统交互关键点如图 3-3-10 所示。

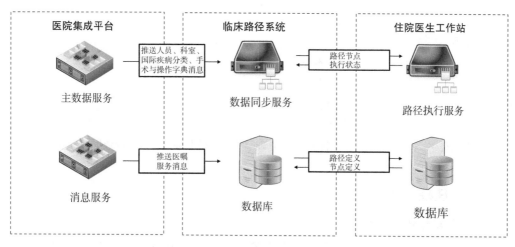

图 3-3-10　临床路径系统交互图

（五）建设风险点

1. 与临床系统一体化　临床路径执行情况通常与病历书写、医嘱执行息息相关。与住院医生工作站等临床系统的一体化集成，可提高系统易用性，促进临床路径推广和使用。

2. 路径节点按诊疗阶段设置　应充分考虑节假日等特殊情况，临床路径按自然日进行节点划分在执行层面上存在困难。根据具体疾病的诊疗特点，依照阶段进行节点划分更符合临床工作规律，促进临床路径使用。

3. 路径版本管理　新增路径和调整路径时应提供其他路径或路径其他版本引用功能，在原有路径版本上进行迭代，可显著提高易用性和路径制作效率，促进路径定义优化。

4. 路径使用范围设定　系统设计应充分考虑病种多学科诊疗情况与综合学科管理模式，提供病种诊断、手术与科室多对多的对应关系。

5. 离径控制　因设计与业务流程深度集成，在患者出科、病历完整性校验等业务环节应增加路径离径提示，避免临床在完成诊疗工作后，形式化地执行临床路径节点。

（六）日常维护

岗位日常维护工作详见表 3-3-5。

表 3-3-5　岗位日常维护事项表

事项	内容
运行状态	1. 查看临床路径字典同步功能是否正常 2. 查看临床路径应用服务器服务是否正常
关键服务	3. 查看数据服务是否正常 4. 查看住院医生工作站界面集成运行是否正常

事项	内容
日志监控	5. 系统运行日志查看 6. 错误日志内容追踪
安全管控	7. 权限、角色设置 8. 密码加密存储
数据核对	9. 路径定义、路径执行、基础字典与其他业务系统调用的数据一致性检查

六、住院护理工作站

（一）系统概述

住院护理工作站系统主要包含患者管理（入科、转床、转科等）、医嘱管理（护嘱录入、医嘱确认、药品单/执行单打印、检验条码打印、皮试结果录入和危急值提醒等）、查询统计、系统维护等功能。

（二）系统功能

1. 患者管理　包括入科、转床、转科、增删婴儿记录、借床等住院患者基本操作，这些操作均可通过医院集成平台同步到其他业务系统。

2. 医嘱管理　包括护嘱录入、医嘱确认、药品单/执行单打印、检验条码打印、皮试结果录入/更改、危急值提醒等医嘱操作。皮试结果录入/更改功能可以限制皮试阳性的抗生素医嘱录入，保障患者用药安全；危急值提醒功能及时将检验检查信息系统产生的危急值数据弹出给用户，保证诊疗安全。

3. 查询统计　包括常用管路留置人数统计、护理白班夜班人数统计、危重患者统计等报表。

4. 系统维护　包括字典维护、用户维护等功能。其中字典维护包括医嘱字典维护、频率字典维护、给药方式字典维护等。系统功能详见图3-3-11。

（三）系统角色管理

1. 护士权限　可使用护嘱录入、医嘱确认、药品单执行单打印、检验条码打印、皮试结果录入等功能。

2. 护士长权限　除以上所有护士权限外，亦可使用撤销执行、皮试结果更改功能。

3. 护理部权限　可使用查询统计、用户维护功能。

4. 系统管理员权限　除以上人员所有权限外，亦可使用系统维护功能。

（四）交互关键点

住院护理工作站系统与医院集成平台、入出转及结算系统、住院医生工作站系统、移动护理工作站系统、检验信息系统、检查信息系统具有较多交互，保证各系统中患者数据和医嘱数据的一致性。系统交互关键点如图3-3-12所示。

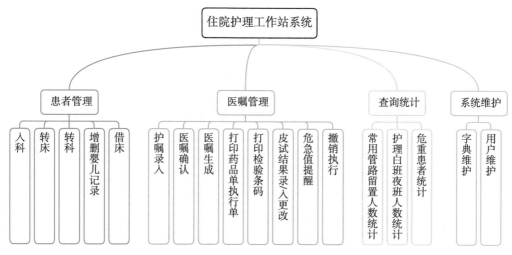

图 3-3-11　住院护理工作站功能架构图

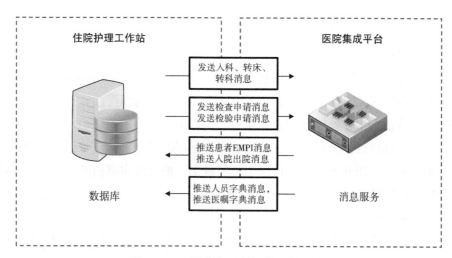

图 3-3-12　住院护理工作站系统交互图

（五）建设风险点

1. 负载均衡问题　为了使系统资源分配均匀合理，减少单点故障的影响，系统设定了负载均衡的机制，以使所有用户的访问分散在多个相互独立的应用服务器上，提高系统的使用效率和安全性。

2. 患者数据同步问题　由于住院护理工作站系统与检查检验信息系统的交互是通过医院集成平台来完成的，而医院集成平台的消息转发有一定延迟，所以造成检验检查信息系统接收数据存在滞后性和不一致性。因此在系统建设过程中需要考虑缩短消息转发时间，并设计同步功能，使不一致的数据可以自动或手动同步。

3. 字典同步问题　住院护理工作站系统使用的字典来自不同的应用系统，需要设定每日字典同步作业保证数据字典的一致性。

（六）日常维护

岗位日常维护工作详见表3-3-6。

表3-3-6　岗位日常维护事项表

事项	内容
运行状态	1. 查看患者管理各功能如转床、转科、借床是否正常 2. 查看医嘱管理各功能如护嘱录入、医嘱确认、医嘱生成、检验条码打印、药品单打印、执行单打印是否正常
关键服务	3. 确保系统服务运行正常 4. 危急值数据状态：查看危急值报表有无异常数据
安全管控	5. 账号密码安全复杂度校验 6. 定期进行安全漏扫，根据漏扫报告及时修复漏洞
数据核对	7. 定期核对医嘱统计报表，确保数据准确性和一致性

七、移动护理工作站

（一）系统概述

移动护理工作站主要由手持移动终端即掌上电脑（personal digital assistant，PDA）与对应的信息管理软件组成。系统基于移动终端的便携性和条码标签的智能识别技术，将护士工作站延伸到患者床旁，实现患者身份的智能识别、护理信息的床旁记录、医嘱执行的全程跟踪、患者生命体征与护理文书的电子记录，做到患者身份识别无差错、用药无差错、护理工作可量化、护理操作可追溯，从而减少医疗差错，提高护理质量。

（二）系统功能

移动护理工作站的主要功能包括患者管理、护理文书、护理体温单、护理质量管理、移动执行五大模块。系统功能架构详见图3-3-13。

1. 患者管理　通过多种形式展示患者的在科情况，通过不同标识展示患者的疾病危重程度、护理级别、疼痛程度等。

2. 护理文书　完成护理工作相关文书如护理评估评分、护理记录、出入量记录、置管记录等的电子化记录；实现护理文书的可信电子签名；实现护理文书模板的智能化，可根据患者性别、年龄等情况个性化创建护理文书；护理文书中记录的体征出现异常值时，可进行实时提醒，并联动护理措施处置。

3. 护理体温单　实现患者体征、置管信息、出入量和护理评分的记录，并在体温单上按时间段展示，实现患者病情变化的趋势分析；支持同一时间段患者体征的整体快速录入；实现体温单展示项目的灵活配置。

4. 护理质量管理　实现护理质量管理流程的电子记录，包括护理巡视、输血巡视、输液巡视、护士长访视等。

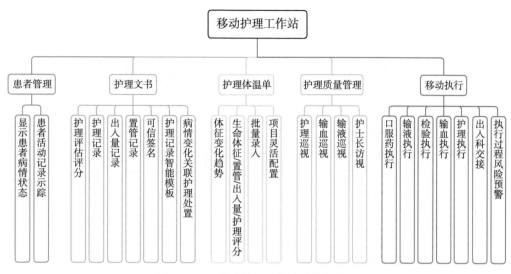

图 3-3-13 移动护理工作站功能架构图

5. 移动执行 基于移动设备实现护理医嘱执行的扫码记录,包括口服药执行、输液执行、检验执行、输血执行、护理执行;实现患者出入科交接的扫码记录;在医嘱执行过程中对高危药品、特殊检验样本采集等情况进行风险提醒。

(三)系统角色管理

1. 临床护士权限 具备患者管理、护理任务执行、护理文书记录、护理体温单记录、移动执行等护士基本护理的电子操作记录权限。

2. 临床护士长权限 在临床护士权限基础上扩展,包括护士长访视、护理文书审核、护理归档文书审批管理等。

3. 护理管理部门权限 包括配置科室术语字典、规范,账号权限维护。

(四)交互关键点

1. 消息服务接口 通过医院集成平台获取科室字典、人员字典等主数据信息、患者 EMPI 信息、患者入出转信息以及患者医嘱信息;在进行体征测量、医嘱执行、护理文书书写时,发送对应的消息至医院集成平台,供其他临床业务系统订阅使用。

2. 数据服务接口 通过与医院数据中心的数据服务进行接口交互,获取检验的样本条码信息以及输血样本信息。

3. 护理文书归档接口 通过与病案可信归档系统进行接口交互,为其提供出院患者的护理文书,用于护理文书可信归档。以上接口交互关键点详见图 3-3-14。

(五)建设风险点

1. 移动护理工作站的移动使用终端数量众多,在程序安装、更新迭代时,可考虑采用服务器下发安装、更新的方式,实现移动终端的系统程序版本的统一管理。

2. 移动护理工作站内体温单、护理记录等均会记录患者的身高、体重等基本信息,在建设时需考虑这些基本信息的一致性以及同源性。

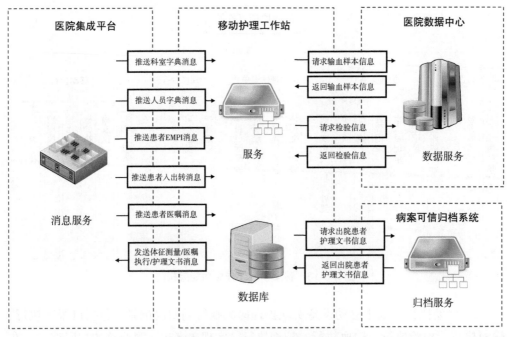

图 3-3-14　移动护理工作站交互图

3. 护理工作中会遇到大量不同类型的体温单记录项，需考虑体温单记录项的灵活配置。

4. 移动护理工作站的护理文书会进行可信认证归档并作为医疗证据，需及时检查护理文书归档接口的稳定性、及时性以及数据一致性。

（六）日常维护

岗位日常维护工作详见表 3-3-7。

表 3-3-7　岗位日常维护事项表

事项	内容
运行状态	1. 检查移动护理工作站各模块运行是否正常（登录、患者列表、医嘱标签预览、医嘱执行、体温单录入、护理记录创建） 2. 移动护理工作站移动终端功能使用是否正常
关键服务	3. 查看应用服务是否正常 4. 每日确认数据备份情况 5. 查看集成平台队列消息发送服务是否正常运行 6. 检查归档数据任务情况
日志监控	7. 错误日志跟踪
安全管控	8. 最小用户管理原则 9. 密码复杂度满足等保要求
数据核对	10. 核对患者入出转数据的完整性 11. 核对护理文书归档数据的完整性 12. 核对护理文书记录数据的完整性

八、产科专科系统

（一）系统概述

随着医院信息化的快速发展，专科化系统建设需求日益增多。产科专科系统结合产科临床诊疗特点，建立产科标准化数据体系，优化整合产科专科数据，实现门诊、住院一体化高危评估，可从临床、科研、管理等多方面支持产科专科建设。

（二）系统功能

1. 产科医生工作站　支持处方开具、病历书写、检查检验申请功能；支持约号、加号功能；支持自动抓取病历文书数据进行高危评估；支持以时间轴形式展示孕产妇历次产检信息；支持按照产科专科特点展示检查检验结果及其变化趋势。

2. 产科护士工作站　支持按照不同就诊类型进行就诊登记；支持查看历次高危评估结果并根据高危评估结果对孕产妇进行高危管理；支持孕妇学校资源维护、孕妇签到功能。

3. 产房工作站　支持结构化和自由文本录入相结合的电子产程记录，并根据产程记录自动绘制产程图。

4. 产科统计模块　通过对各类产科专科数据进行整合分析，支持自动生成各类统计报表，包括住院质量报表，高危评分报表、新生儿统计报表、孕校（孕妇学校）统计报表等。系统功能架构详见图 3-3-15。

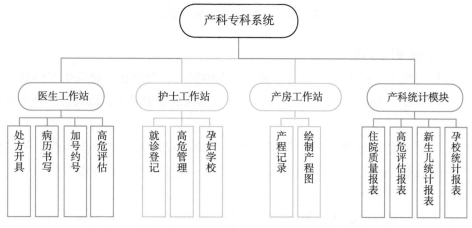

图 3-3-15　产科专科系统功能架构图

（三）系统角色管理

1. 管理员权限　具备系统全部功能权限，主要为医院信息中心系统管理人员使用。

2. 产科医生权限 具备病历书写、处方开具、高危评估等权限。

3. 产科护士权限 具备登记就诊、高危管理、孕妇学校管理、产程记录等权限。

4. 产科管理者权限 具备统计报表查询权限。

（四）交互关键点

产科专科系统通过医院集成平台获取患者挂号信息，通过医院数据中心获取患者检查、检验信息，通过与门诊医生工作站集成，获取约号、加号、处方申请信息，通过与住院医生工作站集成返回产科高危评估结果。以上接口交互关键点如图3-3-16所示。

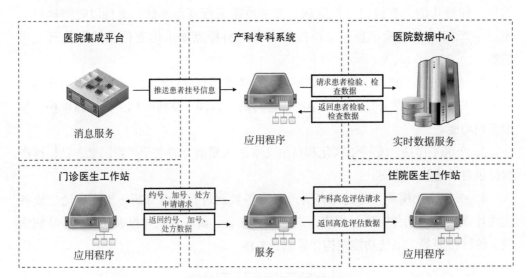

图 3-3-16 产科专科系统交互图

（五）建设风险点

1. 针对医生、护士、孕产妇等多方协作的特点，需要在产科医生工作站、产科护士工作站、产科自助系统中实现多源、标准化的数据采集，以减轻医护人员工作量。

2. 孕产妇的临床诊疗过程具有长期连续的特点，需要将孕前检查、孕期检查产生的数据按照产科专科特点进行组织展示，便于医生快速掌握孕产妇的整体情况。

3. 需要充分调研临床业务与数据互联互通的需求，对产科专科数据进行分类整合，建立产科标准化数据元体系，为各级部门数据上报需求、科研数据利用奠定基础。

（六）日常维护

岗位日常维护工作详见表3-3-8。

表3-3-8　岗位日常维护事项表

事项	内容
运行状态	1. 涉及的服务器是否正常运行 2. 各个模块是否正常运行 3. 自助系统是否正常运行
关键服务	4. 文书服务是否正常运行 5. 集成服务是否正常运行 6. 挂号消息同步服务是否正常运行 7. 自助系统服务是否正常运行
日志监控	8. 错误日志跟踪
安全管控	9. 最小用户管理原则 10. 密码复杂度满足等保要求

九、康复数字化管理系统

（一）系统概述

康复数字化管理系统配合医院康复医学科数字化管理的需要，通过与医院数据中心对接，使康复评定、康复治疗、康复文书、治疗安排、数据统计等日常工作实现信息化，助力康复医学科解决并应用信息系统规范科室业务和流程、完善治疗记录、改善医疗质量、提升科室综合康复专业水平与科室整体管理水平。

（二）系统功能

1. 医生工作站　支持按组套或分条开具评定医嘱、治疗医嘱的功能；支持查看治疗师、护士发送的建议医嘱，提高医师开具医嘱的时效性和准确性；支持关联病种，查看并引用预设方案、历史方案、路径方案等推荐方案，辅助医师下达医嘱。

2. 评定工作站　具备数字化康复治疗评估功能，支持评估过程中实时查看医嘱、检查、检验信息，管理评估量表；根据病种、历史方案、预设方案快速选择量表；形成规范、可打印、可编辑的评估报告；评估量表数据结构化存储，并可对历次评估数据进行对比分析；评定过程中支持音视频录入等功能。

3. 治疗工作站　根据临床医师开具的治疗医嘱，支持接口自动读取；记录患者每次治疗结果的情况；支持显示治疗项目对应医嘱的内容；可根据实际执行部位数量进行执行等功能。系统功能架构详见图3-3-17。

（三）系统角色管理

1. 医师权限　医师在医生工作站可完成快速接诊患者、对门诊和住院患者下达医嘱、快速查看患者各项信息等。

2. 评定师权限　评定师在评定工作站可以新建评定方案，也可以引用预设方案、历史方案、推荐方案并执行评定，完成评定后填写评定报告，可将多个评定方案进行对比。

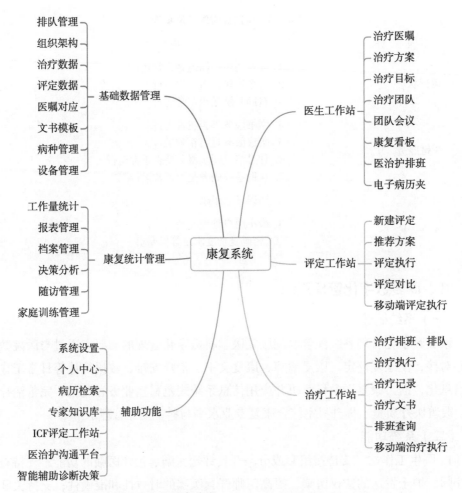

ICF：国际功能、残疾的健康分类，international classification of functioning

图 3-3-17　康复数字化管理系统功能架构图

3. 治疗师权限　治疗师在治疗工作站可完成治疗执行、治疗记录、查询排班信息、根据评定提供建议医嘱、治疗过程中撰写治疗文书。

4. 系统管理员权限　具备系统管理员默认全部权限。

（四）交互关键点

1. 消息接口　系统通过医院集成平台获取院内人员字典、科室字典、患者挂号信息、医嘱信息等，以 MQ 消息队列的方式实现数据交互。

2. 数据接口　系统通过医院数据中心获取检验检查报告等业务信息，实现数据交互。系统交互关键点如图 3-3-18 所示。

（五）建设风险点

1. 数据一致性风险　康复数字化管理系统为独立运行系统，系统有单独的基础信息字典，与其他系统交互时，可能导致与其他系统的基础信息字典格式不一致。

解决方案：康复系统的基础信息字典不再单独维护，所有字典数据通过医院集

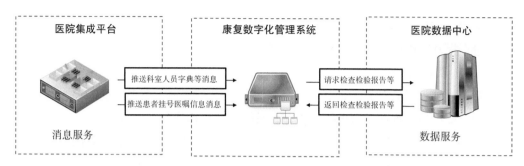

图 3-3-18　康复数字化管理系统交互图

成平台同步。

2. 移动端应用风险　康复数字化管理系统有移动端的功能模块，用户在使用过程中可能更换网络设置，下载其他应用等操作，会造成相关的风险。

解决方案：安装移动端管理软件，锁定手机操作，不可打开业务系统以外的任何设置，不可切换网络，不可下载其他应用等。

（六）日常维护

岗位日常维护工作详见表 3-3-9。

表 3-3-9　岗位日常维护事项表

事项	内容
运行状态	1. 服务器中接收工具、解析工具、同步工具是否正常 2. 应用系统能否正常打开
关键服务	3. 服务中的网站服务是否正常 4. 数据库服务是否正常 5. 接口同步服务是否正常 6. 程序服务是否正常
日志监控	7. 查看系统日志有无异常错误 8. 错误日志跟踪
安全管控	9. 同一账户多次密码输入错误后需要管理员解锁 10. 参数管理中可以设置密码复杂程度 11. 数据库定期备份
数据核对	12. 核查同步信息日期是否为当日

十、肾内血液透析管理系统

（一）系统概述

肾内血液透析管理系统是针对肾内血液透析专科诊疗，基于血液透析治疗标准流程建设的一站式数据化血液透析管理平台。系统覆盖透析前准备、透析治疗、透析后总结三大环节，采用临床治疗路径管理的方式，实现血液透析患者治疗信息的实时采集，血液透析专科电子病历的记录，血液透析的床旁治疗护理以及血液透析标准流程的质控管理，提高肾内血液透析专科诊疗效率，保障肾内血液透析专科医疗质量，提升肾内血液透析专科整体管理水平。

（二）系统功能

肾内血液透析管理系统的主要功能包括透析患者管理、患者体征采集、透析诊疗管理、移动透析管理、透析排班管理。系统功能架构详见图 3-3-19。

1. 透析患者管理　通过多种介质方式登记患者信息；支持患者信息的关联、绑定；支持患者条码的打印。

2. 患者体征采集　对接体重秤实现患者透析前体重、透析后体重的实时采集与计算，对接血压仪实现患者血压的实时采集。

3. 透析诊疗管理　实现患者透析诊疗过程的全流程记录，包括透析方案制订、透析医嘱开具、透析事件记录、透析评估、透析耗材记录、溶栓记录、血浆置换记录等。

4. 移动透析管理　利用移动设备实现血液透析的床旁管理，包括床旁医嘱下达、床旁透析记录、床旁透析评估、床旁透析交接班等。

5. 透析排班管理　支持医生排班、护士排床，支持透析机的透析方案、人员分配。

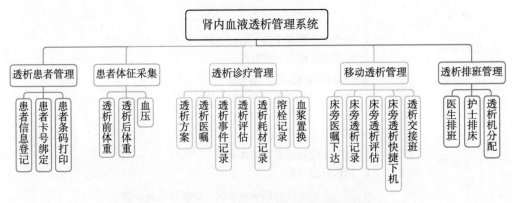

图 3-3-19　肾内血液透析管理系统功能架构图

（三）系统角色管理

1. 医生权限　具备透析患者管理、透析记录、透析计划、病历文书记录、医嘱开具、医生排班以及医生相关统计等权限。

2. 临床护士权限　具备透析患者管理、透析记录、移动端透析管理、护士排班以及护士相关统计等权限。

3. 临床护士长权限　在临床护士权限基础上扩展，包括科室统计、设备联机查询、账号管理等。

4. 技师权限　具备设备管理、耗材管理等权限。

5. 科主任权限　具备上述医、护、技所有权限，并可进行科室统计账号维护。

（四）交互关键点

1. 体征数据采集接口　系统通过体征采集终端与外部采集仪器设备（体重秤、血压仪）进行交互，在患者使用体重秤与血压仪时，实时获取患者的体重与血压。

2. 消息服务接口　系统通过医院集成平台获取科室字典、人员字典等主数据以及患者的基本信息。

3. 数据服务接口　系统通过与医院数据中心的接口进行交互，获取患者的检查检验报告信息。上述交互关键点详见图 3-3-20。

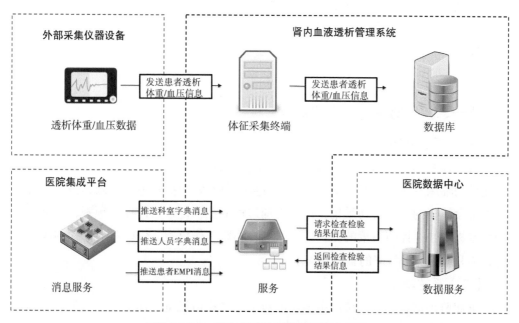

图 3-3-20　肾内血液透析管理系统交互图

（五）建设风险点

1. 患者的体征采集直接影响其透析记录结果，需关注肾内血液透析管理系统体征采集终端的患者体征采集校验，对于患者透析前后体征的采集进行监测预警，针对体征采集失败的情形进行实时预警。

2. 肾内血液透析流程涉及患者的门诊与住院信息，实际诊疗过程中，存在同一患者有多个门诊、住院标识信息的情形，可考虑建立患者统一索引或在肾内血液透析管理系统内进行患者标识对照，实现患者门诊、住院信息的统一。

（六）日常维护

岗位日常维护工作详见表 3-3-10。

表 3-3-10   岗位日常维护事项表

事项	内容
运行状态	1. 检查肾内血液透析管理系统各模块运行是否正常（登录、体征采集、大屏通知、患者管理、透析管理） 2. 肾内血液透析管理系统移动端模块使用是否正常
关键服务	3. 查看应用服务是否正常 4. 每日确认数据备份情况 5. 查看体征采集服务运行是否正常
日志监控	6. 错误日志跟踪
安全管控	7. 最小用户管理原则 8. 密码复杂度满足等保要求 9. 单账号登录限制
数据核对	10. 核对患者接诊数据的完整性 11. 核对透析记录数据的完整性

十一、重症监护信息管理系统

（一）系统概述

重症监护信息管理系统是根据重症监护专科特点，基于重症科室诊疗标准流程建设的临床专科信息管理系统。系统以重症科室特级护理电子记录为核心，实现患者生命体征的实时自动采集，重症护理诊疗的全程记录、监控与预警，为重症监护科室提供快速评估决策的分析工具，减轻临床工作负担，保障重症诊疗的医疗安全，提升重症监护科室的整体管理水平。

（二）系统功能

重症监护信息管理系统的主要功能包括患者病情概览、体征实时采集、重症护理、重症评分、特护记录单、重症质控。系统功能架构详见图 3-3-21。

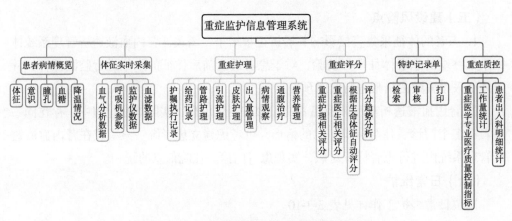

图 3-3-21   重症监护信息管理系统功能架构图

1. 患者病情概览　以总览界面集中展示患者不同时间段的生命体征、意识、瞳孔、血糖、降温情况等，支持节点信息快速录入。

2. 体征实时采集　利用数据采集模块，实时获取患者的生命体征，包括血气分析结果、患者呼吸机使用参数、监护仪体征参数、血滤数据等。

3. 重症护理　实现重症病房日常护理操作包括引流护理、皮肤护理、管路护理等的电子记录；实现患者给药速度变化记录与监控；根据护理操作自动累计患者出入量，完成患者出入量实时监控；支持患者通腹治疗、营养治疗的决策分析。

4. 重症评分　实现重症科室医生、护士相关评估评分的记录，可根据患者的生命体征自动进行评分，支持对患者历次评分结果的趋势分析。

5. 特护记录单　将患者的生命体征、护理操作、管路、用药、病情观察、评估评分、出入量等情况汇总形成电子特护记录单，支持重症班次的检索、审核与打印。

6. 重症质控　通过对重症病房日常工作的日常统计实现对重症病房的质控，包括重症医学专业医疗质量指标的统计、工作量统计、患者出入科统计、科室护理操作统计等。

（三）系统角色管理

1. 科室护士权限　负责重症患者特护记录、护理操作记录，具备床位管理、病情概览、重症护理、重症评分、特护记录单等权限。

2. 科室医生权限　负责观察评估重症患者的病情并进行决策，具备患者病情查看、医生评分等权限。

3. 科室护士长权限　可查看、审阅、修改全科重症患者的特护记录及护理操作，并对科室账号进行管理，可查询科室重症相关的指标统计。

（四）交互关键点

1. 消息服务接口　系统通过医院集成平台获取科室字典、人员字典等主数据，患者的基本信息、入出转信息以及医嘱执行信息。

2. 体征数据采集接口　系统通过数据采集模块与外部监护仪器设备（监护仪、呼吸机、血气机等）进行交互，实时获取患者的心率、脉搏、血压、呼吸机参数、血气分析结果等。

3. 数据服务接口　系统通过与医院数据中心的接口进行交互，获取患者的检查检验报告信息。

4. 特护记录归档接口　通过与病案可信归档系统进行接口交互，为其提供出院患者的特护记录用于特护记录可信归档。系统交互关键点详见图3-3-22。

（五）建设风险点

1. 患者生命体征自动采集是重症监护信息管理系统的重点环节，数据采集模块与外部体征监护设备的接口受监护设备数据传输、网络传输、体征采集服务等多

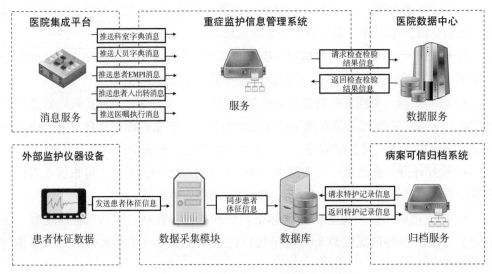

图 3-3-22　重症监护信息管理系统交互图

方面影响，可建立数据采集监控服务，实时监控数据采集模块的设备连接、网络传输、数据入库等多个环节的状态。

2. 重症监护科室的设备网络环境复杂，数据采集模块需支持无线与有线两种形式的传输，同时具备断网情况下的离线采集、网络恢复后的续传功能。

3. 重症监护信息管理系统的对象为进入重症监护病房的患者，这类患者在一次入院内会存在多次入科且住院超过一年的情况，对于每次入科时的患者基本信息，如年龄、身高、体重等，需关注其基本信息的独立性。

4. 重症监护信息管理系统的特护记录文书常作为医疗纠纷的医疗证据，需及时检查重症监护信息管理系统特护记录护理文书归档接口的稳定性、及时性以及数据的一致性。

（六）日常维护

岗位日常维护工作详见表 3-3-11。

表 3-3-11　岗位日常维护事项表

事项	内容
运行状态	1. 检查重症监护信息管理系统各模块运行是否正常（登录、患者列表、患者总览、护嘱执行、管路护理、病情观察） 2. 数据采集模块的连接状态、运行状态是否正常
关键服务	3. 查看应用服务是否正常 4. 每日确认数据备份情况 5. 查看集成平台队列消息解析服务运行是否正常 6. 检查归档数据任务情况

续表

事项	内容
日志监控	7. 错误日志跟踪
安全管控	8. 最小用户管理原则 9. 密码复杂度满足等保要求
数据核对	10. 体征采集数据有当天数据产生 11. 患者入出转数据有当天数据产生

十二、临床生殖医学管理系统

（一）系统概述

临床生殖医学管理系统（clinical reproductive medicine management system，CCRM系统）基于临床生殖胚胎业务流程开发设计，用于管理生殖医学中心全业务流程的辅助生殖医疗管理，系统以不孕不育患者为中心，实现辅助生殖临床闭环管理，主要包括建档、检查、IVF（体外受精，in vitro fertilization）手术预约、周期治疗、胚胎管理、胚胎结局、术后随访等功能，可提升医护人员的工作效率和生殖医学中心管理水平。

（二）系统功能

CCRM系统支持临床生殖医学中心全业务流程，主要模块分为术前、术中、术后和实验室管理四大模块。①术前：包括信息建档、诊疗方案、治疗监测；②术中：包括取卵手术、受精记录、精子处理、卵子处理、胚胎移植、胚胎结局；③术后：包括周期总结、随访记录；④实验室管理：包括库存管理、供精管理、冷冻管理、统计报表、系统管理。系统功能架构如图3-3-23所示。

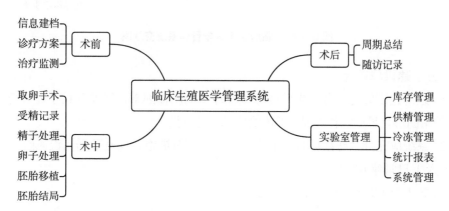

图 3-3-23 临床生殖医学管理系统功能架构图

（三）系统角色管理

1. 系统管理员权限 包括创建系统使用账户及权限管理，病历模板、检查检验项目管理等基础数据管理。

2. 信息登记人员权限　包括患者信息登记、调整和夫妻关系绑定等。

3. 实验室人员权限　包括手术预约登记、手术过程记录、检查检验阅览等。

（四）交互关键点

临床生殖医学管理系统接收集成平台推送的患者基本信息、挂号等数据，定期从数据中心获取病历、检查检验报告等各类医疗数据；实时从生殖病案管理系统和手术麻醉系统分别获取夫妻双方关系、照片及手术排班等业务数据；取精和取卵等手术过程中，技师通过 PAD 端手术室智能录入系统将手术业务数据推送到 CCRM 系统。系统交互关键点如图 3-3-24 所示。

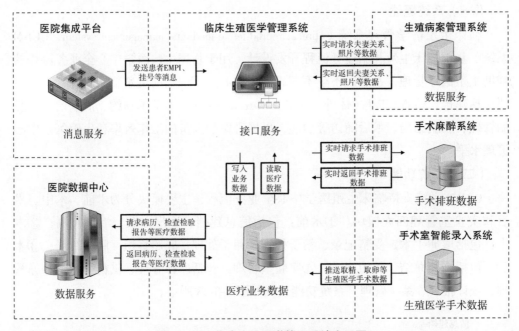

图 3-3-24　临床生殖医学管理系统交互图

（五）建设风险点

1. 系统建设应充分考虑生殖业务流程环节的质控因素，胚胎和精子冷冻存储管理应采用图形化界面操作，结合库位编号双重核对。

2. 系统应充分考虑数据采集准确性及有效核对措施，规避数据错误风险。

（六）日常维护

岗位日常维护工作详见表 3-3-12。

表3-3-12　岗位日常维护事项表

事项	内容
运行状态	1. 查看系统各功能模块是否正常 2. 查看服务器磁盘、内存是否充足 3. 数据库备份是否正常

续表

事项	内容
关键服务	4. 查看接口服务是否正常 5. 查看数据接收服务是否正常
日志监控	6. 查看操作日志是否正常
数据核对	7. 定期核对接收检验检查结果和源系统的一致性

十三、健康管理信息系统

(一)系统概述

健康管理信息系统与集成平台和数据中心等业务系统进行集成,支持检前、检中、检后和体检管理全业务流程应用,系统可提供智能导检、线上预约和危急值预警智能化服务应用,系统规范化健康体检业务,保障体检质量,提升体检者的满意度。

(二)系统功能

健康管理信息系统涉及体检业务及管理两大部分,体检业务包括检前、检中、检后,体检管理包括健康业务管理、财务管理、科研管理,系统功能架构如图3-3-25所示。

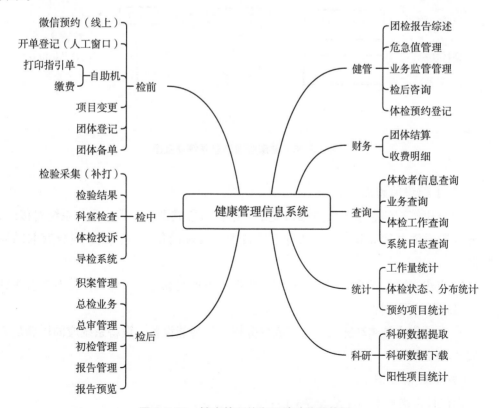

图 3-3-25 健康管理信息系统功能架构图

（三）系统角色管理

1. 管理员权限　包括用户管理、使用角色权限分配及基础数据维护管理。

2. 财务收费组权限　包括团体结算、财务统计报表查询功能。

3. 总检组权限　分检完成后，可进行各分科报告的汇总与分析。

4. 总审组权限　总检报告完成后，可对体检报告内容进行审核。

5. 报告组权限　包括体检报告的打印、通知、领取等功能。

（四）交互关键点

健康管理信息系统连同检验信息系统、超声影像系统、心电管理信息系统、消化内镜信息系统、自助一体机系统，通过与医院集成平台、医院数据中心系统进行数据交互，实现检验、检查申请发送以及报告结果回传。系统交互关键点如图 3-3-27 所示。

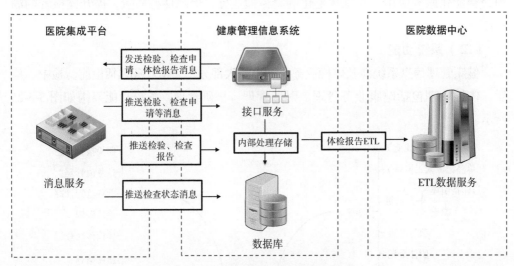

图 3-3-26　健康管理信息系统交互图

（五）建设风险点

1. 健康管理信息系统集成接口复杂，系统与集成平台等其他业务系统对接时，应充分考虑消息和 web service 两种不同技术开发标准化接口，建立应急获取结果机制。

2. 应建立智能导检系统应急机制，当系统出现问题时仍可保证体检业务有序开展，提高系统可用性。

3. 系统集成肢体动脉仪、人体成分分析仪等智能设备，设备系统应同样满足系统安全基线要求。

（六）日常维护

岗位日常维护工作详见表 3-3-13。

表 3-3-13 岗位日常维护事项表

事项	内容
运行状态	1. 检查后台自动化任务是否自动运行 2. 检查数据库的表空间剩余空间是否充足 3. 检查有无运行效率较低的数据库脚本，及时优化
关键服务	4. 检查 FTP 文件服务访问是否正常 5. 检查各仪器科室图文报告是否可以正常上传、下载 6. 检查集成平台接收结果的接口是否正常运行
日志监控	7. 检查交互日志接口是否正常 8. 检查登录日志是否正常 9. 检查操作日志是否正常
安全管控	10. 检查账户安全设置是否正常
数据核对	11. 统计报表与流程表单数据一致性核对

注：FTP，文件传送协议，file transfer protocol

（王 欣 纪浩田 葛质斌 张 欣 孙邦凯 张 晨 张 弛

李文桓 席韩旭 秦朝阳 张 超 张春竹）

第四节 临床医技系统建设

一、药品管理系统

（一）系统概述

药品管理系统用于医院药品的进出、流转和财务管理，支持药库、药房、科室三级库存管理模式，系统集成了发热、门诊、住院及病房等应用的各类智能药品管理设备，兼顾药品调价、有效期、知识库等相关应用，实现了医院药品的业务财务一体化的信息化全流程管理，可强化医院药品管理，保障用药安全。

（二）系统功能

药品管理系统可分为库存管理、财务管理、药学管理三大功能模块，集成电子药柜、摆药机、包药机、无人值守发药机等智能设备，提升药品管理水平。系统功能架构如图 3-4-1 所示。

1. 静脉用药配置中心管理功能　系统用于静脉用药配置中心输液用药配置的流程管理，包含医嘱审核、批次规划、标签打印、分筐摆药、摆药复核、入仓复核、药品配置、出仓复核、打包配送等业务功能，实现静脉配液全流程管理，提升工作效率及用药安全。

2. 输液管理系统功能　以患者输液处方信息打印输液电子标签，配合智能呼叫及掌上移动终端，辅助医务人员快速查找和核对患者身份与用药信息，避免用药差

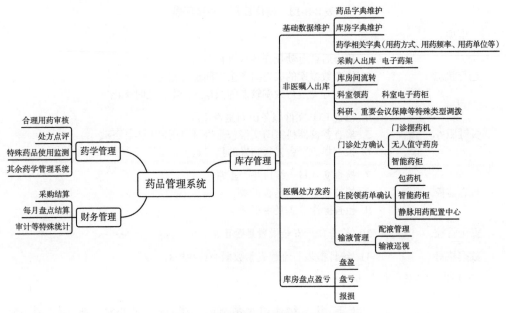

图 3-4-1 药品管理系统功能架构图

错。同时，系统可快捷准确地记录输液过程操作人员和时间节点等重要信息，方便分析追溯，提高医疗质量。

3. 智能药学设备集成 药品管理系统与门诊摆药机、住院包药机、智能药柜和输液分拣机等智能设备集成，提升药事服务效率和用药安全。

（1）系统集成门诊摆药机，可实现门诊处方快速、准确调配药品，实现智能药柜与窗口电子药架一体化亮灯发药提醒，结合自动化语音、屏幕叫号系统，实现智能化配药取药一体化流程。

（2）系统集成住院包药机，将住院患者的口服片剂药品按用药频次准确调配和分装，患者用药包装袋标识条码及用药信息有助于临床核对用药，提升用药安全。

（3）系统分别集成门诊和住院的智能毒麻药柜，通过生物识别校验技术控制发药权限，系统自动接收医嘱信息完成药品发放，提高效率及用药安全。

（4）系统集成输液药品分拣机，可实现静脉输液药品自动按配送病房分拣，提高分拣效率与准确性。

（5）无人值守药房系统可实现患者自助扫码自动获取已审核处方药品，同时支持展示和打印用药提示信息，设备自动感应患者取走药品行为，完成药品库存消减。取药窗口开启全时段视频监控，便于追溯，设备运行异常时可实时短信通知管理人员。无人值守药房系统为发热患者提供了非接触式的便捷取药服务，助力疫情防控工作。

（三）系统角色管理

1. 药品采购角色 负责接收二级药房的药品申购单，并制作药品采购计划，查询采购计划的执行状态。

2. 发药药师权限　包括处方确认发放、药品库存查询、药品信息查询、接收退药功能。

3. 系统管理员权限　包括系统配置管理、用户权限管理及统计报表管理等功能。

（四）交互关键点

药品管理系统对外与北京市统一阳光采购平台、草药代煎系统集成，分别交互药品采购计划和物流状态数据。接口交互如图 3-4-2、图 3-4-3 所示。

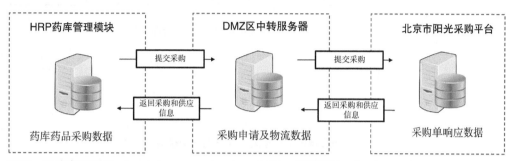

HRP：医院资源规划，hospital resource planning；DMZ：非军事区，demilitarized zone

图 3-4-2　药品管理系统与北京市阳光采购平台交互图

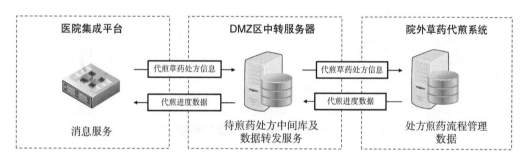

图 3-4-3　药品管理系统与草药代煎系统交互图

药品管理系统内集成门诊摆药机、住院包药机、发热门诊无人值守药房及智能药柜等多种智能发药设备，进行处方和摆药单数据、发药状态数据及药品基础数据等信息交互，支持精细化与自动化药事管理。各子系统或设备与医院集成平台交互关系如图 3-4-4 所示。

药品管理系统中的静脉用药配置管理系统从医院集成平台获取数据后，需要将药单配置情况返回给医院数据中心，支持对配置药品物流追溯。信息交互模式如图 3-4-5 所示。

合理用药与处方点评系统的集成交互架构稍有特殊，除了从医院集成平台获取药品、员工、科室等基础字典信息外，审核时的处方或医嘱信息尚未通过审核，没有进入数据中心和集成平台，因而直接从门诊和住院医生工作站获取。整体接口交互模式如图 3-4-6 所示。

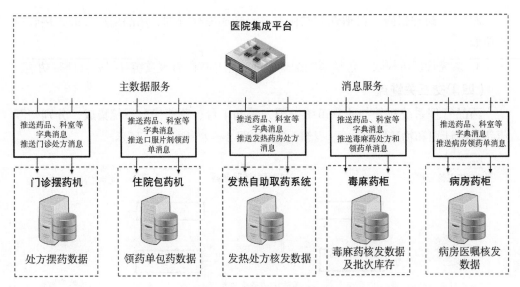

图 3-4-4　药品管理系统集成智能发药设备接口交互图

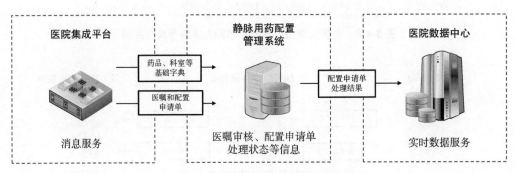

图 3-4-5　药房管理系统与静脉用药配置管理系统接口交互图

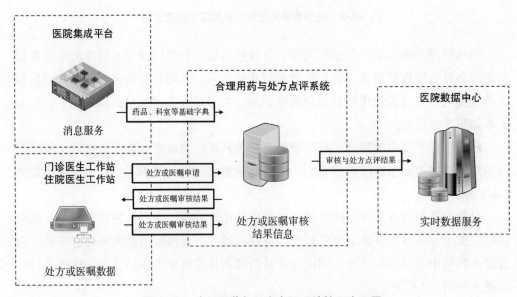

图 3-4-6　合理用药与处方点评系统接口交互图

（五）建设风险点

1. 系统集成的数据安全交互 处方信息包含患者姓名、诊断、用药等隐私信息，医院药品使用等商业信息也非常敏感。系统对接时除了遵循最小必要原则，还要严格考察对接系统的安全可靠性，并签订信息保密协议。

2. 与院外系统集成应充分考虑药品数据对照的准确性及药品变更带来的系统调整，同时应兼顾数据传送机链路可达性的安全与可靠性。

3. 关注系统运行效率 涉及临床用药流程应深度介入临床业务流程，如考虑审核超时设置、热切换开关等问题。同时应关注窗口业务系统性能，如获取待发药患者处方速度、窗口处方确认速度等，合理优化信息流程，减少发药排队现象发生。

4. 制订系统故障应急方案 因药品业务直接影响医疗安全，一旦出现信息系统故障，需相关部门协同启动应急机制，保障药事服务不中断。

（六）日常维护

岗位日常维护工作详见表 3-4-1。

表 3-4-1 岗位日常维护事项表

事项	内容
运行状态	1. 定期巡查各业务系统资源使用情况和接口响应速度 2. 定期检查后台维护作业是否正常 3. 定期检查数据库备份是否正常
关键服务	4. 定期检查服务器端各项服务是否正常 5. 检查接口可用性
日志监控	6. 检查库存记录和系统操作日志是否正常
数据核对	7. 通过历史数据对比检查各库房财物管理有无异常数据

二、实验室信息系统

（一）系统概述

实验室信息系统（laboratory information system，LIS）即检验信息系统，可实现检验标本采集、签收、报告处理及危急值的全流程管理，检验信息系统可自动获取检验申请数据，系统集成样本包埋机、前处理流水线及检测仪器，实现检验数据双向传输，完成精准和自动化的检验业务流程，提升医院管理水平及临床医疗质量。

（二）系统功能

检验信息系统包括六大子系统，分别为样本采集系统、检验系统（实验室业务）、检验核酸上报系统、实验室质量管理系统、检验危急值系统、检验字典维护系统。系统功能架构如图 3-4-7 所示。

检验危急值系统功能包括根据患者的科室、诊断、性别、年龄等条件自动提示疑似危急值，检验技师审核，住院患者危急值采取"医护双推"机制，同时推送医

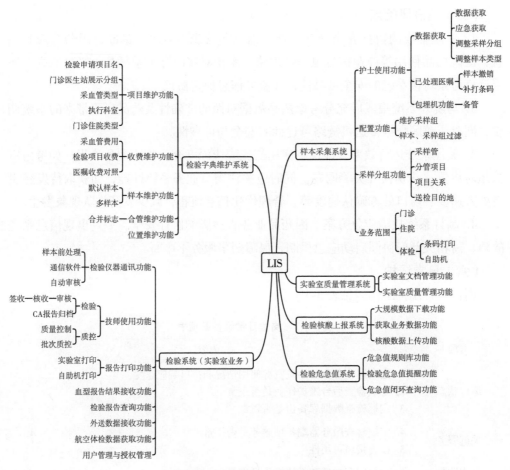

图 3-4-7　检验信息系统功能架构图

生和护士判断处理，采取"双端锁屏"机制强制医护处置；门诊危急值采取科室专员实时获取信息处理方式。危急值超时未处理检验系统可预警提示，技师电话通知临床，系统支持管理人员调阅危急值闭环处置情况。

（三）系统角色管理

1. 系统管理员权限　包括检验项目、仪器、质控、检测岗位、危急值规则、样本、采样容器等基础数据维护，检验报告、条码模板等文书格式管理，数据查询统计以及各类使用账户创建及权限分配。

2. 采样人员权限　具备条码处理功能。

3. 检验技师权限　负责样本检测、报告审核、仪器质控管理和危急值处理等功能。

（四）交互关键点

检验信息系统与多个业务系统交互，包括通过医院集成平台获取检验申请信息服务、协同检验申请信息服务、检验类型字典与科室字典等数据，提供检验报告信息服务、疑似危急值通知信息服务、协同检验报告信息等；通过医院数据中心获取 ETL 数据服务、检验报告 CA 签章；通过北京市核酸检测信息统一平台上传下载核酸报告数据。系统交互如图 3-4-8 所示。

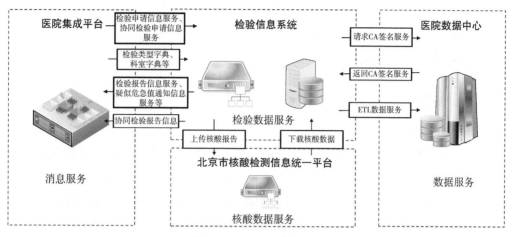

图 3-4-8 LIS 系统交互图

（五）建设风险点

1. 检验信息系统通过集成平台消息获取数据，应考虑应急接口处理模式，提升系统可用性。

2. 检验信息系统业务压力大、服务量高，应建立自动维护机制，包括建立历史数据库、定期转储业务数据和重建数据库索引，系统集成时尽可能选择松散耦合方式，以最大化保障系统性能和业务连续性。

3. 检验信息系统应具备完整的操作日志记录，业务数据和接口交互需完整留痕，满足数据溯源需求。

（六）日常维护

岗位日常维护工作详见表 3-4-2。

表 3-4-2 岗位日常维护事项表

事项	内容
运行状态	1. 检查检验信息系统各模块是否正常 2. 检查应急系统是否正常 3. 定期检查数据库备份和还原验证情况，维护任务执行情况是否正常 4. 检查消息处理、结果数据发送服务是否正常 5. 检查各服务器存储空间、CPU、内存使用情况是否正常
关键服务	6. 检查各项系统后台维护服务是否正常 7. 检查 CA 报告归档服务是否正常 8. 检查危急值发送接收服务是否正常 9. 检查数据转储服务是否正常

续表

事项	内容
日志监控	10. 检查修改数据留痕相关功能是否正常 11. 检查接口交互日志是否正常 12. 检查业务日志是否正常
安全管控	13. 检查账户及权限安全设置
数据核对	14. 定期核对数据转储日志，核对转出和转入记录数据一致性

三、输血管理信息系统

（一）系统概述

输血管理信息系统可实现血液申领及患者用血的全过程可监控、可追溯、可统计、可分析，各节点的业务数据汇总到输血管理系统归集存储并集中直观展现，完成输血业务流程中的签订知情同意书、血型鉴定及用血不良反应上报、输血评价的输血全链条信息化闭环管理，助力血液资源合理管控，提升血液管理水平，确保临床输血安全。

（二）系统功能

输血管理信息系统的主要功能包括系统管理、血液入库、库存管理、申请单审核、血型复核、配血计划、交叉配血、发血管理、输血反应、费用管理、订血计划等模块。系统功能架构如图3-4-9所示。

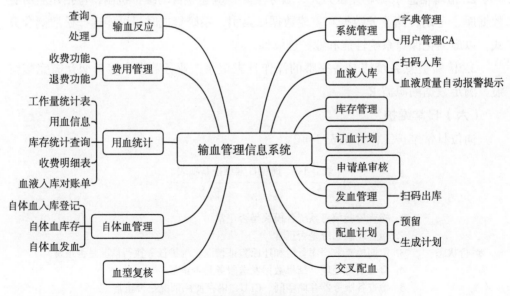

图 3-4-9　输血管理信息系统功能架构图

（三）系统角色管理

1. 系统管理员权限　包括血液成分、血型、样本、检验项目、各类提醒规则、查询统计等基础数据维护设置管理功能。

2. 输血技师权限　包括输血申请单审核、血液出入库管理、血液检测及报告、输血不良反应处理等业务功能。

（四）交互关键点

输血管理信息系统与医院集成平台交互，获取医院集成平台输血申请单和输血不良反应数据；与医院数据中心交互，提供血液申请、交叉配血、发血记录等 ETL 数据服务；与手术麻醉系统交互，提供申血成分、发血制品数据，获取手术排班、术后信息。系统交互关键点如图 3-4-10 所示。

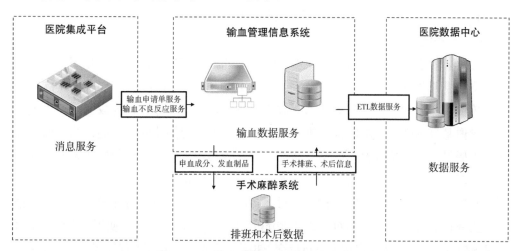

图 3-4-10　输血管理信息系统接口交互图

（五）建设风险点

1. 输血管理直接关系到医疗安全，应关注业务数据质量和完整性以及系统智能预警功能，如输血反应、血型初检复检不一致、在院患者血型分布备血、血液成分临期和自体血发血报警等风险因素。

2. 系统应具有完备的操作日志，便于回溯分析。

（六）日常维护

岗位日常维护工作详见表 3-4-3。

表 3-4-3　岗位日常维护事项表

事项	内容
运行状态	1. 定期检查服务器运行状态是否正常 2. 定期检查后台维护作业是否正常 3. 定期检查数据库备份是否正常
关键服务	4. 定期检查服务器端各项服务是否正常 5. 检查接口可用性
日志监控	6. 检查日志是否正常
数据核对	7. 检查接口数据准确性和完整性

四、放射影像系统

（一）系统概述

放射检查是辅助现代医学诊断的重要依据。放射影像系统连接数字 X 射线摄影（digital radiography，DR）、计算机断层扫描（computed tomography，CT）、磁共振成像（magnetic resonance imaging，MRI）、数字减影血管造影（digital substraction angiography，DSA）等影像检查设备，实现放射业务预约、到检、检查、影像诊断（报告书写及审核）、危急值管理、质控管理等全流程管理。为患者提供便利的影像诊断和医疗服务，提升工作效率，优化科室管理。

（二）系统功能

放射影像系统主要包括数字化影像的传输和存储管理、检查流程管理、配置管理、质控管理等功能。其中数字化影像的传输和存储管理提供符合 DICOM 标准的影像传输接口，利用存储分级技术对数字化影像进行长期存储，为放射科医生提供放射影像基础诊断、高级影像三维后处理诊断、人工智能诊断等功能，同时面向临床医生提供影像和检查报告的浏览功能。检查流程中，登记时放射影像系统可获取电子医嘱对患者的检查申请进行预约或直接到检分配检查室。放射科技师通过叫号系统呼叫患者进行数字化影像检查，对上传的影像进行核对并打印胶片。放射科报告医生通过影像诊断工作站对影像进行分析、测量后处理等操作，使用报告模块书写并审核报告。诊断报告可以按需进行提交、拒绝、复审、暂停等流程控制。医生还可调取患者的历史检查进行对比诊断，对申请单、影像、报告进行流程质控，并对特殊检查启用危急值上报，及时通知对应的临床科室。系统功能架构如图 3-4-11 所示。

（三）系统角色管理

1. 系统管理员权限　可对系统所有角色进行权限管理和账号授权、对系统图像和报告文字模板进行统一调整、设置系统工作站界面布局、导出图像数据、工作量统计以及基础数据维护设置。

2. 科室主任权限　可在系统中召回已审核的报告，查看科室相关统计报表。

3. 审核医生权限　该权限适用于高年资诊断医生，可在系统中查看图像、编写报告、审核报告、拒绝已提交的报告等，维护公共模板。

4. 报告医生权限　该权限适用于低年资诊断医生，可在系统中查看图像、编写报告等。

5. 检查技师权限　该权限适用于放射科检查技师，可在系统中检查上传的图像、打印胶片、备注检查过程中遇到的问题、记录本人的工作量和影像设备异常事件等。

6. 质控专员权限　该权限适用于放射科管理人员，可在系统中对申请单、影像、报告进行质控操作等。

7. 登记员权限　该权限适用于放射科登记人员，可在系统中进行检查预约、登

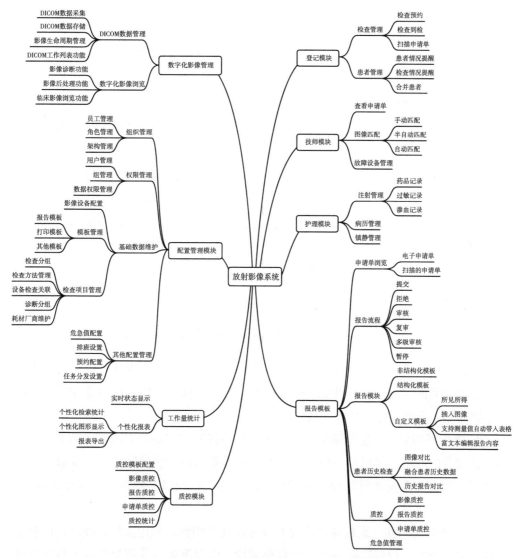

图 3-4-11　放射影像系统功能架构图

记到检等。

（四）交互关键点

　　放射影像系统与医院集成平台对接，从医院集成平台获取检查申请医嘱，在患者到检登记时完成信息匹配。放射影像系统在审核报告时，向 CA 认证系统校验接口发送电子审签，调取可信签名与数字签章。检查报告审核后，将检查状态和报告发送给医院集成平台，由集成平台推送消息至其他系统。放射影像系统为门诊医生工作站、住院医生工作站和云胶片提供影像浏览功能，利用影像数据中心对检查影像进行长期存储，可以随时调取历史影像。系统交互关键点如图 3-4-12 所示。

（五）建设风险点

　　1. 影像数据分级存储　放射影像的特点是图像数量多、数据量大，系统需要长

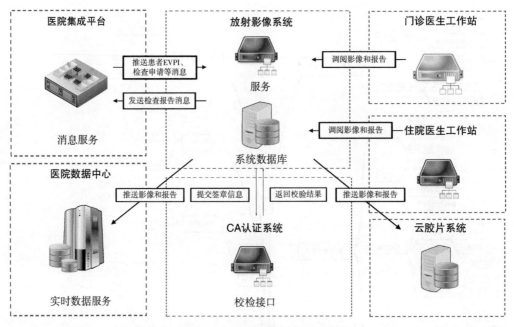

图 3-4-12　放射影像系统交互图

期存储影像检查的图像，并提供历史影像的回调对比。因此在系统建设时需要充分考虑存储空间的分配和系统性能，根据影像的产生时间、调用频次设立在线、近线等多级存储，实现影像的经济、高效存储。

2. 影像调阅效率　影像调阅速度是决定影像诊断效率的重要因素。随着医院高端影像设备的应用，薄层检查增多，诊断医生需要浏览的影像序列、影像数量也随之增多。因此在系统建设时应充分考虑系统架构、性能以及硬件环境等相关因素，采用先进影像调阅技术，合理规划系统负载。

3. 系统高可用性　系统建设需要充分考虑高可用性。利用虚拟化技术可以避免硬件的单点故障，数据库服务器采用双机架构、应用服务器采用集群技术可充分保障系统高可用性。

（六）日常维护

岗位日常维护工作详见表 3-4-4。

表 3-4-4　岗位日常维护事项表

事项	内容
运行状态	1. 检查服务器功能模块服务是否正常 2. 检查服务器磁盘使用情况是否正常 3. 检查数据库备份是否正常 4. 检查数据库空间使用是否正常 5. 检查数据库同步是否正常 6. 检查数据库主备状态是否正常 7. 检查存储状态和硬件是否正常

事项	内容
配置修改	8. 添加和修改 DICOM 设备节点、worklist（工作列表）、检查方法 9. 添加和修改胶片打印机相关参数，胶片识别 10. 添加和修改用户及用户权限分配
硬件维护	11. 报修出现问题的服务器及存储、维修更换有问题的硬件 12. 解决终端相关的显示器、主机、打印机、扫码器等硬件设备出现的问题 13. 新增终端的安装配置工作 14. 已装终端移机工作
软件维护	15. 接收用户反馈上来的软件使用中遇到的问题 16. 查找、分析问题原因，处理属于本系统的问题，反馈外系统导致的问题
日志监控	17. 查看接口交互日志是否正常 18. 操作日志记录查看是否正常

五、超声影像系统

（一）系统概述

超声检查是辅助现代医学诊断的重要依据，具有业务量大、数据量大、回溯需求高等特点，超声影像系统集成各类超声检查设备实时处理影像数据，实现对医院超声业务预约、到检、检查诊断、报告生成、电子签名、自助报告发放、危急值管理、既往病例回溯分析等全流程管理，为患者提供便利的影像诊断和医疗服务，提升检查效率和优化管理。

（二）系统功能

超声影像系统主要包括影像数字化、病历管理、报告管理、编辑模块、模板管理、工作量统计、远程会诊等功能。其中，影像数字化模块支持采集实时图像接入和 DICOM 格式视频传输。数字化图像传输至系统后，检查医师可在报告与编辑模块通过自定义的报告助手辅助高效编写并审核报告，审核报告时调用电子审签服务，生成审签报告。同时系统具备关键词语正确性校验和危急值预警功能，实现报告审核前的质控管理。系统支持检查医师在远程会诊模块发起会诊，实现不同院区医生便捷地开展远程会诊，并实时审核、分享检查结果。系统功能架构如图 3-4-13 所示。

（三）系统角色管理

1. 系统管理员权限　该权限为最高级管理权限，可对系统所有角色进行权限管理和账号授权、对系统图像和报告文字模板进行统一调整、设置系统工作站界面布局、导出图像数据、工作量统计以及基础数据维护设置。

2. 主任级别权限　该权限适用于主任级医师，可对超过召回时间的报告进行召回并重新审核。

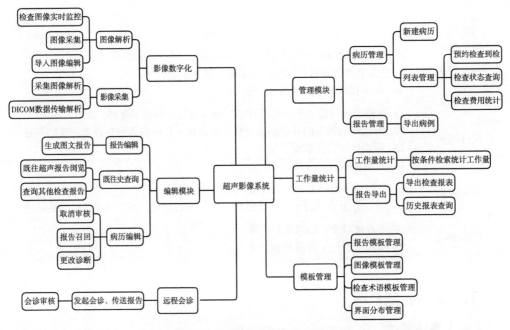

图 3-4-13　超声影像系统功能架构图

3. **检查技师权限**　该权限适用于临床超声检查人员，可在系统中编写报告、审核报告等，同时对于已审核的超声报告，检查者可在规定时间内召回报告并重新编辑审核。

（四）交互关键点

超声影像系统与医院集成平台对接，从医院集成平台自动获取检查申请预约数据，在患者到检登记时系统完成信息匹配，超声影像系统在审核报告时，会向 CA 认证系统校验接口发送电子审签，并调取可信签名与数字签章。检查报告审核后，将影像结果经医院集成平台发送至医学影像平台、医院数据中心和医技自助打印机系统并提供临床阅览与打印服务，同时将检查完成状态返回至医院集成平台，经平台转发给各临床业务系统。为便于数据管理与应用，超声影像系统与医院数据中心在通过医院集成平台实时传递数据的同时，还采取建立数据接口的方式，在每日特定时间进行数据抽取。系统交互关键点如图 3-4-14 所示。

（五）建设风险点

1. **存储机制规划**　超声影像系统需要长期存储检查的图像和报告，且服务量和并发量高。因此在系统建设时需要充分考虑存储空间的分配和系统性能，合理规划存储资源和计算资源，并建立完备的后台数据库优化机制。

2. **系统应急建设**　系统网络化是当前以及未来超声影像系统建设的方向，其优势是可将超声检查图像与结论数字化保存在医院网络，但也需要考虑网络问题对业务造成的影响。因此需建立系统应急功能，可在单机情况下完成申请输入、检查诊断及报告发放的业务流程，并能在系统恢复后进行联网上传，保障系统高可用性。

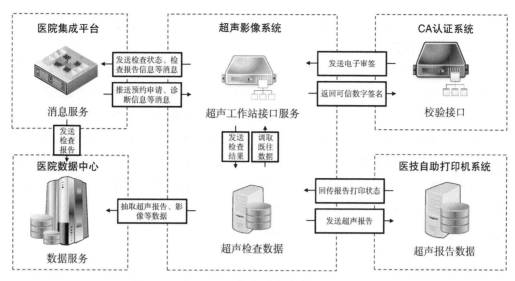

图 3-4-14 超声影像系统交互图

3. **数据分片规划** 超声检查业务量庞大，系统具有数据增量高的特点。为避免因数据量过大而引发的数据库性能瓶颈，需要根据医院数据增长情况制订管理机制，充分做好数据分片与扩容准备。

（六）日常维护

岗位日常维护工作详见表 3-4-5。

表 3-4-5 岗位日常维护事项表

事项	内容
运行状态	1. 检查各功能模块是否正常 2. 检查与各系统接口连接、数据调取是否正常 3. 检查服务器的系统日志、CPU 和内存使用率是否正常
关键服务	4. 检查超声影像系统采集、调取图像功能是否正常 5. 检查数据库备份服务是否正常
日志监控	6. 查看接口交互日志是否正常 7. 操作日志记录查看是否正常
安全管控	8. 查看账户配置和权限配置是否正常
数据核对	9. 查看工作量统计和提取检查申请数据的一致性

六、心电管理信息系统

（一）系统概述

心电管理信息系统覆盖医院的心电图检查以及电生理检查业务，集成心电图机、动态心电图、肺功能仪器采集等设备，实现数据实时采集、分析处理及上传，支持诊断报告管理，可生成多种类型检查报告，支持线上阅览及自助报告发放，实现检查数据全流程管理，为医院提供数据实时交换与共享的全流程电生理信息化管理。

（二）系统功能

心电管理信息系统包含心电接收端、心电工作站和电生理工作站三大模块，主要涵盖患者电生理检查的病例管理、费用核对、医嘱匹配、检查图像接收处理、报告编写和审核，并集成 CA 电子签名等功能。其中，心电接收端供心电采集检查医师使用，主要负责将心电图机采集的图像进行解析，对于床旁心电图检查结果通过无线网络直传至服务器端。心电工作站可根据患者信息、住院次和医嘱时间等条件自动匹配医嘱并上传。电生理工作站主要接收由动态心电图、心电图平板运动试验等电生理检查设备传输的各类电生理项目检查数据，报告医生上传的图像，并进行报告编辑及 CA 签名审核。系统功能架构如图 3-4-15 所示。

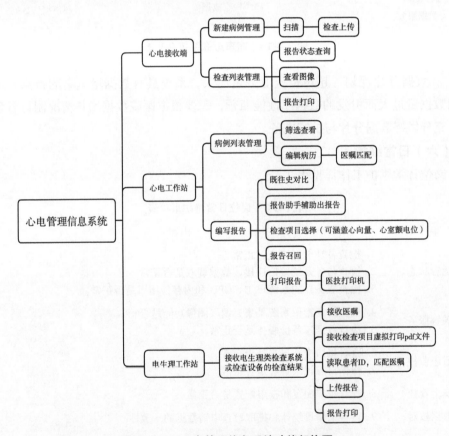

图 3-4-15 心电管理信息系统功能架构图

（三）系统角色管理

1. 系统管理员权限　该权限为最高级管理权限，可对系统所有角色进行权限管理和账号授权、对系统图像和报告文字模板进行统一调整、设置系统工作站界面布局、导出图像数据、工作量统计以及基础数据维护设置。

2. 检查技师权限　该权限适用于临床心电检查人员，可在系统中编写报告、审核报告等，同时对于已审核的心电报告，检查者可在规定时间内召回报告并重新编辑审核。

（四）交互关键点

心电管理信息系统与医院集成平台对接，从医院集成平台自动获取检查申请数据，在患者到检登记时系统完成信息匹配。心电管理信息系统在审核报告时，会向 CA 认证系统校验接口发送电子审签，并调取可信签名与数字签章。检查报告审核后，将图像结果经医院集成平台发送至医学影像平台、医院数据中心和医技自助打印机系统，并提供临床阅览与打印服务，同时将检查完成状态返回至医院集成平台，经平台转发给各临床业务系统。系统交互关键点如图 3-4-16 所示。

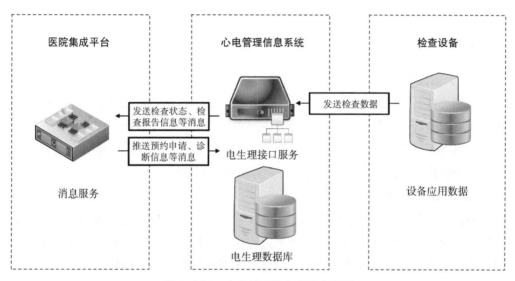

图 3-4-16　心电管理信息系统交互图

（五）建设风险点

1. 心电管理信息系统需从设备接收、解析图像数据并提取医嘱，形成完整报告，由于心电常规设备不具备提取医嘱功能，应充分考虑心电检查图像与医嘱匹配的问题。

2. 心电业务特别是心电图检对检查结果的时效性具有较高的要求，应充分考虑报告医师获取数据的便捷性及实时性。

3. 应充分考虑心电检查长期医嘱与检查图像匹配问题，保障数据准确性。

4. 由于电生理工作站承接的检查项目繁多，且多为检查设备直传的数据，应考虑检查项目模板的灵活性及完善的医嘱匹配机制。

（六）日常维护

岗位日常维护工作详见表 3-4-6。

表 3-4-6　岗位日常维护事项表

事项	内容
运行状态	1. 检查系统各功能模块是否正常 2. 检查与各系统接口连接、数据调取是否正常 3. 检查服务器的系统日志、资源使用率是否正常
关键服务	4. 检查心电管理信息系统采集、调取图像功能是否正常 5. 检查数据库备份服务是否正常
日志监控	6. 查看接口交互日志是否正常 7. 操作日志记录查看是否正常
安全管控	8. 查看账户配置和权限配置是否正常
数据核对	9. 查看设备传输数据和医嘱自动匹配是否正确

七、病理信息系统

（一）系统概述

病理信息系统是在病理科各主要工作环节配备差异化的站点软件，将完整的病理诊断流程进行全面管理，针对病理业务提供冰冻报告质控管理、病理报告安全性管理、病理报告发放时间管理、结构化报告管理等诊断质控管理功能，各站点分工合作、资源共享，共同构建完整的病理业务流程处理系统。

（二）系统功能

病理信息系统的主要功能包括病理标本接收、取材信息登记、病理标本处理流程管理，如包埋、切片、制片、染色等过程质控管理，阅片、报告审核等业务功能以及项目设置、工作量统计、技师权限管理等系统管理功能。病理系统支持与自助打印系统集成，可完成病理报告的自助打印。系统功能架构如图 3-4-17 所示。

（三）系统角色管理

1. 系统管理员权限　包括系统参数设置、常用词设置、报告格式修改、人员权限管理。

2. 登记员权限　可完成登记临床申请单基本信息。

3. 病理医生权限　可完成病理学检查及报告编制审核等业务。

4. 主任医生权限　具有病理医生的所有权限。

（四）交互关键点

病理信息系统包括申请单、报告审核、病理报告发布、冰冻病理检查预约和病理自助报告打印接口五大部分，如图 3-4-18 所示。

1. 申请单信息接口　病理信息系统通过集成平台获取申请单相关信息。

2. 审核 / 取消审核信息接口　病理信息系统向集成平台推送审核、计费和取消审核操作消息。

3. 医学影像平台报告发布接口　病理信息系统向医学影像平台推送报告数据，

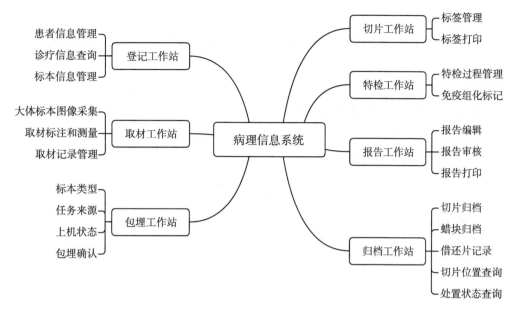

图 3-4-17 病理信息系统功能架构图

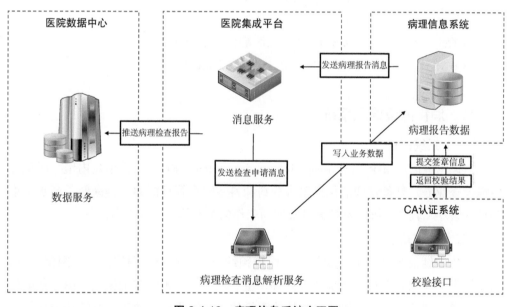

图 3-4-18 病理信息系统交互图

医学影像平台可获取病理报告。

4. 冰冻病理检查预约接口 通过调用手术麻醉系统的冰冻病理检查预约接口获取病理检查相关的手术信息。

5. 自助打印病理报告接口 病理报告审核发布后将病理报告以 PDF 形式推送给病理自助服务系统，患者扫描个人电子码完成报告打印。

（五）建设风险点

1. 应充分考虑病理报告编辑效率、质控和科研要求，采用深度结构化病理报告功能，提升病理系统智能化水平。

2. 消化病理类检查与内镜检查存在一定关联，报告阅览界面应展示二者关联关系，提升病理检查工作效率与准确性。

（六）日常维护

日常维护工作内容详见表 3-4-7。

表 3-4-7　岗位日常维护事项表

事项	内容
运行状态	1. 查看病理各个站点运行是否正常 2. 检查登记站提取是否正常运行 3. 检查取材站点记录、采图是否正常运行 4. 检查服务器数据库备份、图形存储空间是否充足
关键服务	5. 检查报告消息发送服务的状态 6. 检查接收数据推送服务的状态
日志监控	7. 检查交互日志接口是否正常 8. 检查系统日志是否正常
安全管控	9. 查看账户安全设置和账户权限设置
数据核对	10. 核对手动登记与统计报表数据

八、消化内镜信息系统

（一）系统概述

消化内镜信息系统（endoscopy information system，EIS）支持消化内镜、肠镜等内镜检查业务，具备管理消化科患者资料和科室综合管理能力，是高效、高水平推动科室医疗、教学、科研及各类科室辅助工作的重要信息技术平台。

（二）系统功能

消化内镜信息系统主要功能包括内镜预约登记、检查、图像采集、图像获取、图文报告书写和制作及各种统计查询等，主要模块有：预约登记模块、图像获取模块、图像处理模块、报告模块、统计检索模块、系统集成模块等。系统功能架构如图 3-4-19 所示。

（三）系统角色管理

1. 系统管理员权限　主要负责维护软件公用参数、常用词设置、报告格式修改、人员权限等。

2. 登记员权限　负责预约、登记确认患者检查申请处理等。

3. 报告医生权限　负责内镜检查操作、报告编辑、审核、发布等。

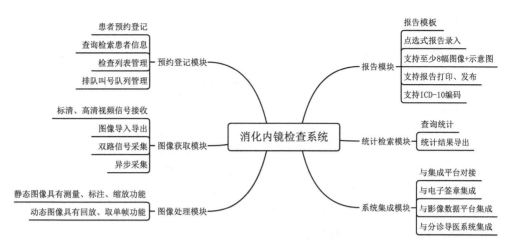

图 3-4-19 消化内镜信息系统功能架构图

（四）交互关键点

消化内镜信息系统的数据交互包括申请单接收、报告审核、报告发布、检查和计费的状态回传四大部分，如图 3-4-20 所示。

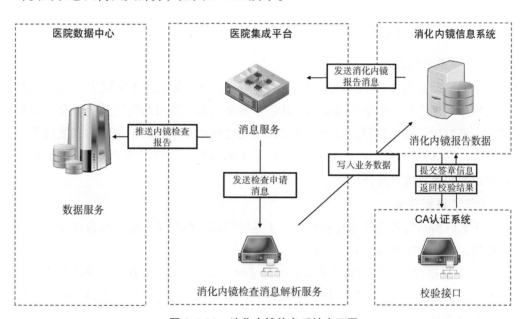

图 3-4-20 消化内镜信息系统交互图

（五）建设风险点

1. 消化内镜信息系统集成检查设备时，应具备详细的交互日志，依据日志能快速定位问题。

2. 检查申请数据获取及数据回写等集成功能，应充分考虑消息、web service 多种方式，支持冗余应急机制，增强系统高可用性。

（六）日常维护

日常维护工作内容详见表 3-4-8。

表 3-4-8　岗位日常维护事项表

事项	内容
运行状态	1. 定期查看系统的客户端软硬件运行状态是否正常 2. 定期巡检服务器资源占用和可用存储空间是否正常
关键服务	3. 检查报告消息发送服务的状态 4. 检查接收平台数据推送服务的状态 5. 检查数据接收服务的状态
日志监控	6. 检查接口交互日志是否正常 7. 检查系统日志是否正常 8. 操作日志记录查看是否正常
安全管控	9. 查看账户安全设置和账户权限设置
数据核对	10. 定期抽查申请消息中间表数据是否准确 11. 定期查看报告 PDF 文件生成情况

九、手术麻醉系统

（一）系统概述

手术麻醉系统（operation anesthesia system，OAS）是应用于医院手术室、麻醉科的信息管理系统。该系统覆盖围术期的全业务流程，通过与医院其他信息系统集成、采集监护等设备数据，根据质控要求自动生成电子单据；系统能够有效规范手术流程，提高手术周转率和工作效率，满足手术室精细化管理的需求，是医院智慧医疗建设的重要组成部分。

（二）系统功能

手术麻醉系统包含手术排程系统、手术室管理、麻醉工作站、综合统计平台四大模块，系统功能架构详见图 3-4-21。

1. 手术排程系统　可实现手术申请的预约、接收、安排等功能；支持下达手术通知单并进行手术信息核对；提供手术室人员考勤、绩效考核及工作量统计；支持手术时间查看、手术信息分析。

2. 手术室管理

（1）手术室器械、耗材及药物的日常管理：包括入出库、库存盘点等功能，能够生成相应记录单并支持统计查询分析。

（2）手术室人员管理：包括人员考勤安排、人员绩效考核等功能，能够自动生成并导出相关报表。

（3）手术进程追踪：可在手术室护士站或家属等候区的大屏幕上实时展示手术

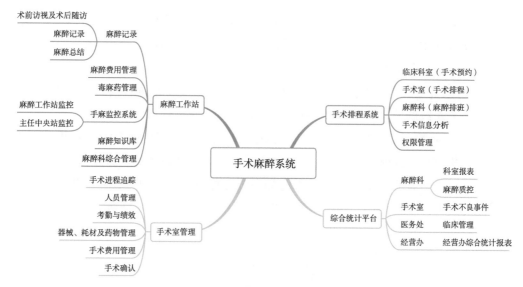

图 3-4-21 手术麻醉系统功能架构图

进程等状态信息。

（4）手术室护士进行手术信息确认：涵盖手术人员、术式、手术科室、手术例次等信息。

3. 麻醉工作站

（1）术前：实现患者信息的查阅，支持麻醉前患者探视与评估，能够生成麻醉探视记录。

（2）术中：可自动采集并记录监护仪上的患者体征（如心率、血压、体温、血氧）等数据，生成麻醉记录单；支持麻醉费用管理、毒麻药管理，可生成毒麻药处方。

（3）术后：可记录麻醉复苏过程中患者信息，生成 PACU（麻醉后监护室，post-anesthesia care unit）记录单；生成患者麻醉总结记录；支持术后镇痛随访、分娩镇痛等记录。

（4）综合统计平台 可提供全院或各科室手术工作量统计、医生护士工作量统计、手术间的利用率统计等；支持生成医疗质量管理月报、麻醉质控报表、经营办统计报表等。

（三）系统角色管理

1. 手术排程人员权限 ①管理员权限：支持分配角色权限（外科排班、手术室排班、眼科排班、美容排班、门诊排班等）；②排班人员权限：支持手术预约、排班结果查询、手术进程查看。

2. 手术麻醉计费权限 ①麻醉计费权限：支持术中麻醉费用的记录、审核、上传以及费用清单打印，支持术中毒麻药红处方的开立；②手术计费权限：支持术中手术室费用记录、审核、上传以及费用清单打印。

3. 麻醉工作站权限 ①管理员权限：支持分配角色权限，支持各类报表的统计分析；②普通用户权限：支持登录使用麻醉工作站及相关模块。

（四）交互关键点

1. 与医院集成平台的交互 手术麻醉系统实时提交手术进程信息至集成平台，供其他业务系统调用，同时获取集成平台推送的手术医嘱信息。

2. 与医院数据中心的交互 医院数据中心按需获取手术麻醉系统的信息，实现数据的分析利用。同时手术麻醉系统从医院数据中心获取患者的病历数据。

3. 与 CA 认证系统的交互 手术麻醉系统各种单据可实现 CA 签章功能，提交签章信息至 CA 认证系统，并读取验证结果。系统交互如图 3-4-22 所示。

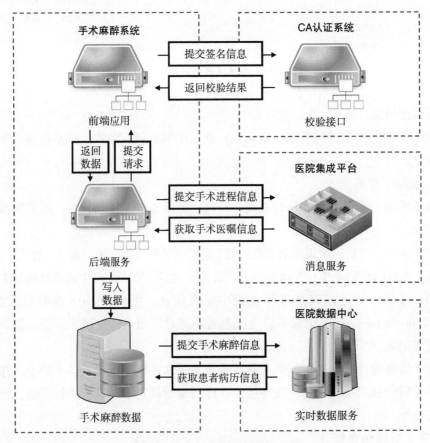

图 3-4-22 手术麻醉系统交互图

（五）建设风险点

1. 麻醉记录单是记录患者手术过程的重要医疗文书，手术麻醉系统在手术过程中会实时连接仪器设备，但由于各种原因如连接问题、干扰问题等会造成数据缺失，因此需做好规划以保证数据的完整性、连续性及客观性。

2. 手术麻醉系统涉及患者手术信息与流程管理，如服务异常会造成流程中断、数据缺失等问题，需做好备份及冗余方案。

3. 手术麻醉系统数据量增长较快，易造成系统响应延迟，运行速度变慢，对此可使用数据库切库、分库、分表等优化方案。

（六）日常维护

岗位日常维护工作详见表3-4-9。

表 3-4-9 岗位日常维护事项表

事项	内容
运行状态	1. 排查手术排程系统是否正常运行 2. 排查手术麻醉系统是否正常运行 3. 排查手术麻醉综合统计平台是否正常运行 4. 排查手术收费系统是否正常运行 5. 查看服务器系统资源占用情况 6. 查看服务器硬盘空间占用情况
关键服务	7. 排查应用服务器服务是否正常 8. 排查数据库服务器数据服务是否正常
日志监控	9. 排查数据库服务日志是否正常 10. 监控各子系统操作日志有无异常行为 11. 错误日志分析
安全管控	12. 数据安全：采用数据双存储机制，本地与服务器同步存储
数据核对	13. 统计报表与业务数据一致性核对

十、生物样本库管理系统

（一）系统概述

生物样本库管理系统对不同存储设备的空间结构通过自定义设备规格和形状进行网格化设计，实现存储设备的可视化管理和入出库的精细化管控。系统以生物样本为核心，集成数据中心实现临床治疗信息收集过程的规范化，并能够有效、准确追踪样本实体从产生到应用的全过程，形成完整的样本全生命周期管理的标准化流程，实现全闭环管理。

（二）系统功能

生物样本库管理系统分为业务与管理两大部分。业务功能包括：入库、出库、还库、数据查询、知情同意、条码预制、入库申请等；管理功能包括：项目管理、存储空间管理、系统管理、部门管理、站点管理、统计管理等。生物样本库管理系统功能架构如图3-4-23所示。

（三）系统角色管理

1. 系统管理员权限 可对用户、角色、机构、部门、项目、站点、标本字典、质控字典、采集部位、计量单位进行初始化管理。

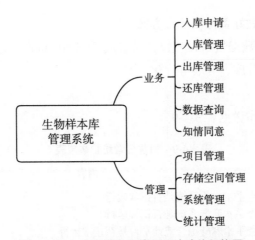

图 3-4-23　生物样本库管理系统功能架构图

2. 综合管理员权限　包括项目和站点管理。

3. 课题管理员权限　可进行课题管理。

4. 科研医生权限　包括患者登记、标本采集、标本送存、出库申请、入库申请等。

（四）交互关键点

生物样本库管理系统与医院数据中心进行交互，通过 web service 调取患者基本信息数据，如图 3-4-24 所示。

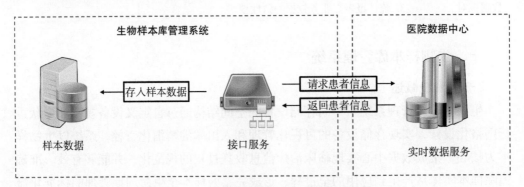

图 3-4-24　生物样本库管理系统数据交互图

（五）建设风险点

1. 样本入出库流程各业务节点均应采用信息化管理并具备完整的业务数据，并具备配套的文书上传功能，以满足样本追溯管理要求。

2. 样本库存管理应采用直观的图形化存储容器库位的系统管理模式，对于生殖医学类课题样本应采用夫妻双方相关联的数据管理方式，以保障生物样本管理的准确性。

（六）日常维护

岗位日常维护工作详见表 3-4-10。

表 3-4-10　岗位日常维护事项表

事项	内容
运行状态	1. 检查功能模块、系统日志是否正常 2. 检查接口连接、数据调取是否正常 3. 巡检服务器的 CPU、内存、存储空间使用率是否正常 4. 查询数据库备份任务是否正常
关键服务	5. 服务器端接口 web service、数据库服务是否正常
日志监控	6. 检查系统登录日志、操作日志是否正常 7. 检查研究对象日志、标本日志、样本日志是否正常
安全管控	8. 查看账户安全设置 9. 查看报告重审覆盖功能是否正常
数据核对	10. 定期恢复备份，验证数据备份可用性

十一、眼科特殊检查系统

（一）系统概述

眼科特殊检查系统是为眼科专业定制的从门诊、检查、手术等全方位场景覆盖临床诊疗流程的眼科信息化平台。系统整合患者基本信息、眼科影像检查资料与检查数据，结合影像设备的图像处理技术、图像存储与传输技术，使图像资料得以有效管理和充分利用，实现眼科临床信息数字化、规范化管理。

（二）系统功能

眼科特殊检查系统主要包括检查申请提取、检查结果处理、检查报告审核发布等功能，支撑眼科特殊检查业务全流程信息化工作和质控管理，系统功能架构如图 3-4-25 所示。

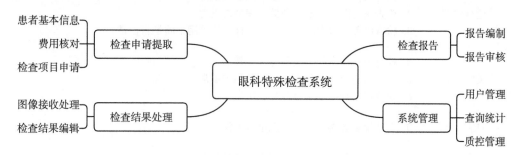

图 3-4-25　眼科特殊检查系统功能架构图

（三）系统角色管理

1. 系统管理员权限　包括维护设备参数设置、常用词条及设置检查项目打印模板、系统数据接口配置、账号授权管理。

2. 检查医生权限　负责眼科仪器的操作和为患者检查，检查结果和图像上传。

3. 报告医生权限　负责眼科检查报告的输入、存档、打印、审核、发布处理。

（四）交互关键点

眼科特殊检查系统与集成平台和医学影像平台集成，完成检查申请接收、检查报告发布和检查状态的数据交互，如图 3-4-26 所示。

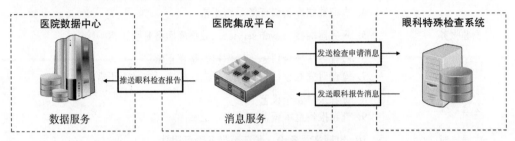

图 3-4-26　眼科特殊检查系统交互图

（五）建设风险点

1. 系统建设应充分考虑仪器联机及仪器自身安全问题，以满足安全基线要求，避免与仪器间数据传输带来的风险。

2. 系统集成应考虑应急接口冗余性，保证消息接收服务、发布服务和系统可用空间处于正常状况，避免系统不可用风险。

（六）日常维护

日常维护工作内容详见表 3-4-11。

表 3-4-11　岗位日常维护事项表

事项	内容
运行状态	1. 检查服务器和客户端的软硬件是否正常 2. 检查系统图像获取和图像处理是否正常 3. 检查服务器数据库备份、图形存储的可用空间是否正常
关键服务	4. 检查申请消息接收服务是否正常 5. 检查状态及计费状态回传服务是否正常 6. 检查报告数据发送服务是否正常
日志监控	7. 定期检查各接口交互日志是否正常
安全管控	8. 控制不同角色一次性访问患者信息数据量
数据核对	9. 定期查看医学影像平台数据及眼科特殊检查数据一致性

（刘　斌　张　翼　田　金　杨紫雁　王　浩　王　威　张春竹）

第五节　管理信息系统建设

一、号源管理系统

（一）系统概述

号源管理系统是为医院建立统一的号源池，可通过多渠道号源共享、特殊渠道号源独占等方式实现挂号资源集中管理统一分配，有效整合各预约挂号渠道（含窗口挂号、医生工作站、护士工作站、自助一体机、微信服务号、互联网医院、社区转诊、114挂号平台等），各预约渠道共享挂号资源，同时满足管理要求，支持各渠道分时预约，个性化配置预约周期，实现号源管理效率和使用效率最大化，同时提供统一的号源排班管理、渠道管理、规则管理和权限管理。

（二）系统功能

号源管理系统主要功能包括医生资源管理、复诊预约等预约资源管理；支持生成号表、调整号表、停诊管理；支持号池规则配置、基础号表配置、项目配置、基础号表维护；支持渠道字典、出诊地点字典维护、节假日调班维护、预约规则配置等字典维护。系统可根据不同的应用场景提供服务接口和web预约页面两种接入方式。有预约功能需求的应用系统可通过服务接口获取预约资源和进行预约登记，交互的过程主要以数据交换为主；除此之外，号源管理系统也提供统一的web预约页面供各应用系统调用，实现预约页面的完整统一。系统功能架构详见图3-5-1所示。

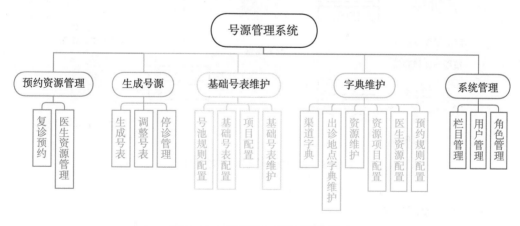

图3-5-1　号源管理系统功能架构图

（三）系统角色管理

1. 管理员权限　具备系统全部功能权限，主要为医院信息中心系统管理人员使用。

2. 预约挂号人员权限 具备挂号预约权限，主要为医院进行预约挂号的护理人员使用。

3. 号源管理人员权限 具备生成号源、基础号表维护、预约资源管理、字典维护、系统管理等功能权限，主要为医院管理部门工作人员使用。

（四）交互关键点

1. 挂号系统接口 通过调用号源管理系统接口获取号源数据。

2. 微信服务号接口 通过调用号源管理系统接口获取号源数据，提交预约请求成功后，返回成功状态。

3. 互联网医院接口 通过调用号源管理系统接口获取号源数据，提交预约请求成功后，返回成功状态。

4. 自助一体机接口 通过调用号源管理系统接口获取号源数据，提交预约请求成功后，返回成功状态。

5. 医生工作站接口 通过调用号源管理系统接口获取号源数据，提交预约、加号请求成功后，返回成功状态。以上接口交互关键点如图 3-5-2 所示。

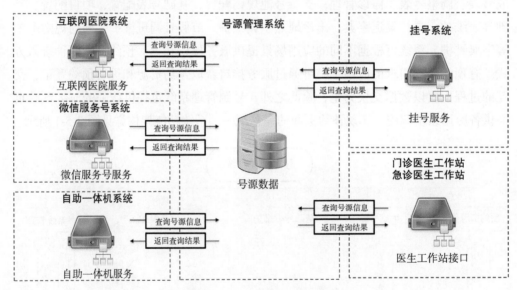

图 3-5-2　号源管理系统交互图

（五）建设风险点

1. 由于号源管理系统字典维护非常复杂，涉及渠道、诊室、医生及号表的生成等，所以在系统上线前应对号源管理人员进行有效培训，确保系统上线后平稳运行。

2. 由于号源管理系统为多个其他信息系统提供号源信息，所以建设号源管理系统与各系统之间的服务接口时应保证接口的性能与运行平稳度。如后续发现问题，及时协同人员采取应急响应处置，同时对问题进行排查处理。

（六）日常维护

岗位日常维护工作详见表 3-5-1。

表 3-5-1 岗位日常维护事项表

事项	内容
运行状态	1. 查看号源管理系统各模块是否正常 2. 新增科室号源维护 3. 停诊信息查询
关键服务	4. 由系统巡检员每日巡检数据库、服务器及各项系统服务
安全管控	5. 系统登录时用户密码和验证码双重校验 6. 定期安全漏扫，根据漏扫报告及时修复漏洞 7. 每年等保测评，根据测评报告修复漏洞 8. 实时关注安全风险通报，对系统相关问题及时修复
数据核对	9. 定期核对号源报表，确保数据准确性

二、门急诊结算系统

（一）系统概述

门急诊结算系统包含注册系统、挂号系统和收费系统，主要涉及患者注册和结算相关业务。其中注册系统是患者完成线下就医流程的首个业务节点，主要实现患者注册电子就医卡。挂号和收费系统包括挂号、退号、收费和退费等患者结算业务。各系统分别将患者信息，挂号、退号信息，收费、退费信息等业务消息发送到医院集成平台，供其他业务系统使用。

（二）系统功能

1. 注册系统　可通过多种介质方式实名注册个人信息，生成电子就医卡号；支持患者信息修改、医保卡关联和取消关联；可通过多种方式查询、合并以及拆分患者主索引（EMPI）。

2. 挂号系统　可通过多种介质方式获取患者信息；查询挂号信息；支持挂号、退号、取预约号、结算并自动开具电子票据、打印号条；急诊挂号系统通过预检号获取患者信息；支持多种支付方式；通过电子报表进行每日结算。

3. 收费系统　可通过多种介质方式获取患者信息；支持收费、退费、部分退费、打印票据并自动开具电子票据；支持多种支付方式；通过电子报表进行每日结算。系统功能架构详见图 3-5-3。

（三）系统角色管理

1. 管理员权限　具备系统全部功能权限，主要为医院信息中心系统管理人员使用。

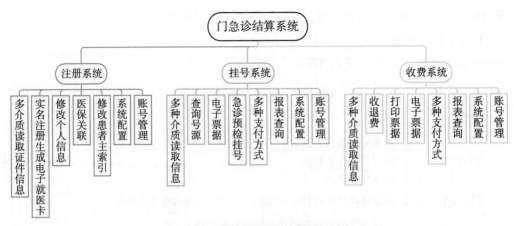

图 3-5-3　门急诊结算系统功能架构图

2. 门诊收费岗权限　具备注册、挂号和收费系统的业务办理权限及个人报表查询权限，主要为窗口工作人员使用。

3. 门诊收费管理岗权限　具备门诊结算相关的常用注册、挂号和收费统计报表查询权限，主要为门诊结算管理人员使用。

4. 其他管理部门权限　具备其他管理部门的常用统计报表查询权限，主要为其他管理部门如物价、医保、门诊等部门使用。

（四）交互关键点

1. 医保接口　系统通过调用本地医保组件与医保前置机服务进行接口交互，实时获取及上传患者医保和结算相关信息。

2. 扫码接口　挂号和收费系统通过调用本地银行组件与银行前置机服务进行接口交互，上传流水号、金额等交易信息并返回交易状态情况。

3. 电子票据接口　发生费用及打印票据时，系统通过电子票据接口请求电子票据应用服务开具、红冲或换开相应电子票据，上传并返回相应票据信息。

4. 消息接口　注册信息、挂号、退号、收费、退费时系统组织对应消息发送给医院集成平台，供其他消费系统订阅接收。

5. 号源接口　查询号源时调用号源服务获取号源信息，包括科室信息、医生信息和剩余号源等。以上接口交互关键点如图 3-5-4 所示。

（五）建设风险点

1. 门急诊结算系统涉及院内各类核心费用报表查询，不同类别人员功能操作权限和报表查看范围权限各不相同，系统建设时应从业务层面设计精准严密的逻辑和规则进行权限控制。

2. 门急诊结算业务实时性要求和系统性能要求高，应考虑数据库相关索引和查询逻辑的优化，保证数据获取、报表查询等业务的高可靠性和稳定性。

3. 门急诊结算系统与多个系统对接集成，需重点关注接口服务的稳定性和流

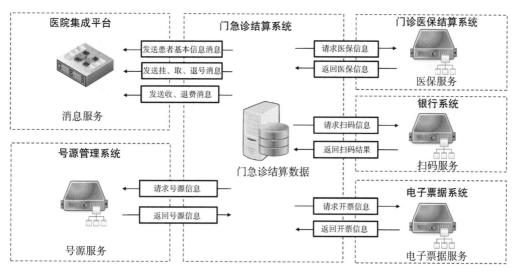

图 3-5-4 门急诊结算系统交互图

畅性。

4. 门急诊结算系统涉及费用交易，程序和数据库设计时应考虑事务一致性处理，确保金额状态、交易状态等状态在各业务节点保持一致。

（六）日常维护

岗位日常维护工作详见表 3-5-2。

表 3-5-2　岗位日常维护事项表

事项	内容
运行状态	1. 查看使用系统各业务功能是否正常 2. 查看配套硬件如打印机、医保读卡器等是否正常
关键服务	3. 查看中间层服务器、数据库服务器、医保服务器、电子票据服务器、号源服务器、开票服务器等服务运行状态
日志监控	4. 异常和错误日志跟踪
安全管控	5. 系统登录时复杂密码校验

三、门诊医保结算系统

（一）系统概述

门诊医保结算系统是在医院信息系统中对医保患者相关费用进行分解结算的管理系统。因各省市医保政策不同，处理流程和接口方式各有差异。下面以北京医保为例，介绍门诊医保结算系统的主要功能和接口流程。

（二）系统功能

系统整体架构主要包括功能应用、应用程序、接口服务、规范协议、医保前置机服务。系统主要功能包括北京医保实时结算、异地医保跨省直接结算、门诊特殊病结算、门诊固定比例支付结算。在挂号、收费等结算环节实时分解，患者只需支付医保基金报销以外的自付部分，从而简化报销流程，改善患者就医体验。以上业务均支持持卡、脱卡（医保电子凭证）两种方式结算。系统设计遵循国家医疗保障局、北京市医疗保障局的统一标准和接口规范，系统功能整体架构详见图 3-5-5。

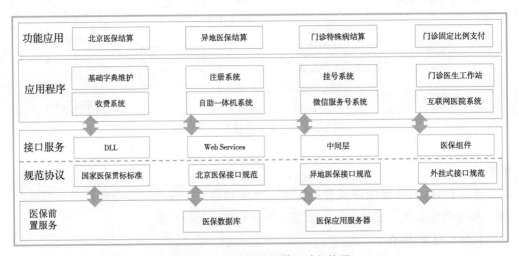

图 3-5-5 门诊医保结算系统架构图

（三）系统角色管理

1. 管理员权限　具备系统全部功能权限，主要为信息中心管理人员使用。

2. 医保管理权限　具备字典维护、数据传输、报表统计等功能权限，主要为医保办、物价科、药剂科等人员使用。

3. 财务管理权限　具备业务结算、数据传输、报表统计等功能权限，主要为财务人员前台结算和后台管理使用。

（四）交互关键点

1. 系统间接口交互　挂号系统、收费系统调用医保前置机服务，自助一体机系统、微信服务号系统、互联网医院系统调用医保接口服务进行医保结算，医保前置机服务定期上传数据到市医保中心服务器。以上所有涉及挂号、收费等业务医保结算完成后，调用集成平台消息服务发送挂号、检查、检验等消息到集成平台。门诊医保结算系统从主数据服务接收人员、科室等字典消息。

2. 挂号、收费结算交互　挂号及收费系统通过读取医保卡或电子凭证获取患者参保信息，调用费用分解接口获取分解结果，然后通过交易确认接口确认交易，完成票据打印后调用通知接口通知医保系统完成交易。退号、退费医保结算调用退费分解接口，交互流程与上述流程类似。

3. 医保外挂式组件交互 门诊特殊病、门诊固定比例支付结算流程为在医保组件中登记，收费系统调取费用信息并导出，医保组件导入并分解结算成功后打印医保票据，然后将分解结果导入收费系统完成收费。以上接口交互关键点如图 3-5-6 所示。

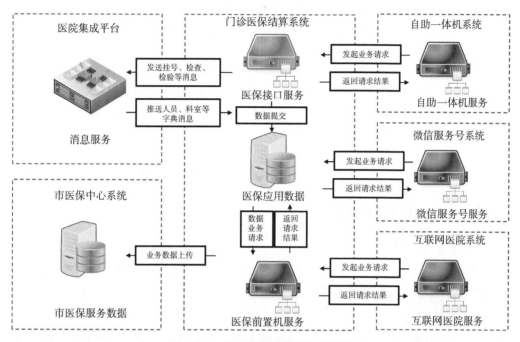

图 3-5-6　门诊医保结算系统交互图

（五）建设风险点

1. 系统受国家医保政策影响，时效性要求高。系统需紧跟政策变化并及时调整升级，保证在规定的时间点完成上线。

2. 系统改造涉及挂号、收费等核心业务系统，涉及医保基金支付，基金拒付会造成经济损失，财务风险高。因此需密切关注医保系统费用状态以及收费系统和医保系统数据一致性，避免医保基金拒付造成经济损失。

3. 系统涉及北京医保（含基本医保、正副部级、军休）、北京工伤、异地医保等多险种结算，影响范围大。随着医保实时结算的普及和推广，患者对系统依赖程度日益提高，对医保结算高可用性提出了更高要求。

4. 因涉及多个系统交互，流程和事务控制复杂；涉及门诊全流程改造，改造点多、测试工作量大；多系统集成耦合程度高，增加了问题及故障排查难度。

（六）日常维护

岗位日常维护工作详见表 3-5-3。

表 3-5-3　岗位日常维护事项表

事项	内容
运行状态	1. 所涉各业务系统是否正常
关键服务	2. 医保前置机服务器、医保中间层服务器是否正常
日志监控	3. 查看客户端交易日志，分析排查个别患者医保交易问题 4. 查看服务端交易日志，分析排查医保系统性的问题和故障
安全管控	5. 账号密码复杂性校验 6. 实时关注安全风险通报，发现问题及时修复
数据核对	7. 核对医保组件中数据的交易状态、上传状态是否正常 8. 核对收费系统结算数据和医保数据一致性 9. 医保相关统计分析
持续改进	10. 医保相关需求改造 11. 对日常维护中发现的系统相关 BUG 进行优化升级

四、入出转及结算系统

（一）系统概述

入出转及结算系统主要进行患者入院和出院、预交金缴纳和结算处理以及科室病房床位字典维护和相关报表查询统计等。

（二）系统功能

1. 入院办理　患者既可以在窗口办理入院，也可以通过微信办理入院。微信办理入院是住院处对要入院患者发送微信通知，患者在接到微信通知后在微信上进行患者信息录入、预交金缴纳，住院处对患者填写信息审核通过后，办理入院登记手续，打印腕带、病案首页，患者入院当天按照微信通知到指定住院处窗口领取入院相关资料（腕带、病案首页等）即完成入院办理。

2. 出院办理　患者既可以在窗口办理出院，也可以通过微信办理出院。微信办理出院是住院处对符合微信办理出院条件的患者发送微信通知，询问患者是否同意微信办理出院，如果患者同意，患者在微信上填写邮寄地址，住院处在办理完成出院结算后，将多余预交金原路退还，相关出院资料（发票、出院诊断证明书、费用清单等）按患者填写的地址邮寄到家。

3. 其他业务功能　包括费用结算（医保患者通过医保接口在医保系统中分解结算）、预交金缴纳、出纳录入、退费重算、综合查询、患者费用明细清单打印、统计报表打印等。系统功能详见图 3-5-7。

（三）系统角色管理

1. 管理员权限　包括综合查询、统计报表、系统配置、用户管理、科室病区床位字典维护等。

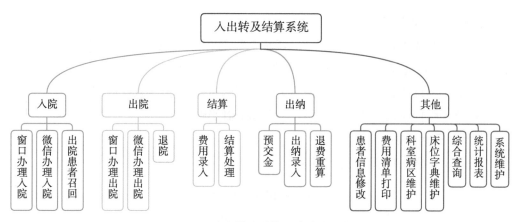

图 3-5-7　入出转及结算系统功能架构图

2. 操作员权限　包括入院录入、出院处理、患者召回处理、预交金管理、结算处理、出纳录入、综合查询、统计报表等。

3. 小组长权限　包括小组长日结、催欠管理、综合查询、统计报表等。

4. 其他部门权限　包括综合查询、统计报表等。

（四）交互关键点

入出转及结算系统在办理入院、出院、结算、科室病区床位字典维护时将相关消息数据写入数据库中间表中，医院集成平台服务器定时轮询接收消息，并向订阅系统推送相关消息，系统交互关键点如图 3-5-8 所示。

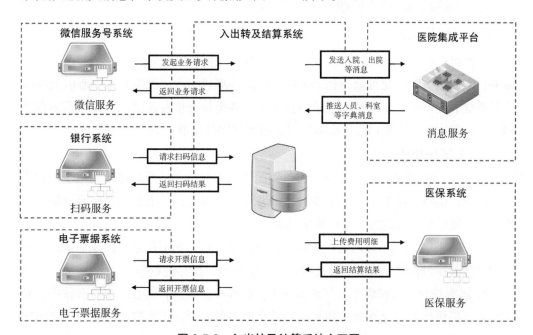

图 3-5-8　入出转及结算系统交互图

（五）建设风险点

1. 由于集成平台将入出转及结算系统入院、出院、结算等相关信息分发到其他订阅系统，因此要保证住院相关数据能够正常发送到集成平台。

2. 监控网络状态，及时发现网络丢包、断网对业务操作造成的影响。

3. 监控数据库锁表情况，以防业务办理受到影响。

（六）日常维护

岗位日常维护工作详见表 3-5-4。

表 3-5-4　岗位日常维护事项表

事项	内容
运行状态	1. 入院、出院、结算等业务能否正常办理
关键服务	2. 监控集成平台状态是否正常 3. 跟踪数据库运行情况
日志监控	4. 错误日志跟踪
安全管控	5. 最小用户管理原则 6. 系统登录时复杂密码校验 7. 用户组分配权限
数据核对	8. 发票费用与费用明细一致性核对 9. 分院费用汇总与全院费用一致性核对

五、病案可信归档系统

（一）系统概述

病案可信归档系统面向住院病案归档流程，应用数字签名技术，结合可信认证服务，实现病案无纸化可信归档。系统对接医院集成平台、医院数据中心以及医院业务系统如住院医生工作站、检验信息系统、各类检查信息系统等，实现病案自动归档、病案查看、病案扫描、病案打回、病案打印等功能。

（二）系统功能

1. 可信数字签名　各业务系统通过调用可信签名服务，对医疗相关记录增加医生、护士、医技人员的可信数字签名；在患者知情同意、病史确认等环节增加手写签字与指纹记录结合的患者可信数字签名。

2. 病案自动归档　抓取各业务系统医疗记录，包括病历记录、护理记录、围术期记录、医技报告等制式文档及文档可信数字签名，保存到数据库。

3. 病案校验　依据病案书写规范制定完整性校验规则，结合医嘱与医技报告对应关系，提供病案完整性校验功能和制式文档与系统源数据内容比对功能，辅助病案管理人员核对记录内容，保证归档数据准确性。

4. 病案扫描　借助高拍仪等设备，将少量纸质文书扫描、设置标签，实现扫描件分类管理，与无纸化病案相结合，组成完整的病案。

5. 病案闭环追踪 通过病案状态追踪、操作日志追溯、问题病案追查等功能，追踪病案管理全过程，提高管理效率。系统功能架构如图 3-5-9 所示。

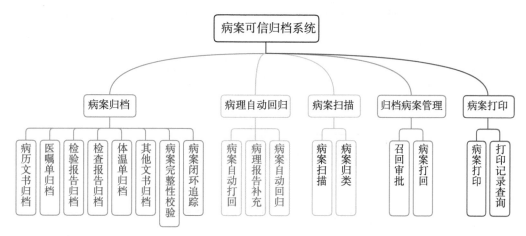

图 3-5-9 病案可信归档系统功能架构图

（三）系统角色管理

1. 病案归档角色 具备病案签收归档、纸质医疗记录扫描、病案完整性校验、病案闭环追踪、病案召回审批等权限。

2. 病案服务角色 具备病案复印接待、病案封存管理，医技报告补打印等权限。

3. 系统管理员角色 具备系统全部功能权限，可分配权限、监控系统运行状况等。

（四）交互关键点

病案可信归档系统与医院数据中心交互，获取检验报告、超声报告、心电报告、病理报告、医嘱报告等医疗记录制式文档和可信数字签名进行可信校验，并将数据和文件保存到数据库中；与医院集成平台交互，实时获取检验、检查报告消息，及时迟归医疗记录信息。系统交互关键点如图 3-5-10 所示。

（五）建设风险点

1. 系统核对与人工核对相结合，保障病案完整性和准确性 病案可信归档后的数据，是医疗质量管理、患者病案服务的基础数据，因此要求病案完整、准确；在提供以医嘱为依据的完整性校验基础上，辅以病案管理人员的人工核对，在上线初期确认病案完整性和准确性。

2. 规范病案管理流程，全流程闭环示踪 病案归档内容多、流程复杂，涉及多部门不同人员，为了保障归档工作顺利开展，病案书写、签收、归档全流程需结合

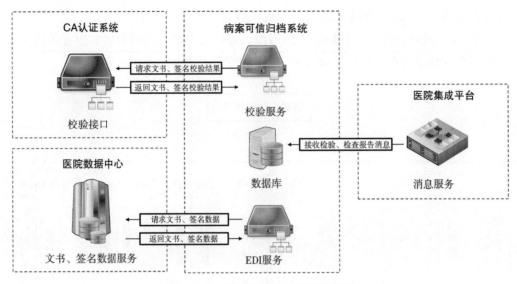

图 3-5-10　病案可信归档系统交互图

医疗管理、病案管理要求，与临床医生、护士、医技人员共同确认操作规范；需设定合理的病案完成时间点和环节，通过系统限制和人员规范操作共同保证最终归档数据的一致性，提供示踪便于追踪操作全过程。

3. 妥善处置迟归医疗记录，保障病案完整性　医疗流程中存在部分出院后才能归档的医疗记录，如晚归病理报告、微生物检验报告等，对于此种情况引发的医疗记录变更，应通过住院次标识、采样时间、送检时间限定等方式，划归至正确病案范围。以主动通知方式告知临床和病案管理部门关注迟归医疗记录，保证病案完整性。

4. 建立数据安全管理制度并严格执行　病案是医院重要的数据资产，系统建设同时需建立并严格执行数据安全管理制度。

（六）日常维护

岗位日常维护工作详见表 3-5-5。

表 3-5-5　岗位日常维护事项表

事项	内容
运行状态	1. 查看模块功能是否正常 2. 查看应用服务器是否正常运行
关键服务	3. 查看数据服务是否正常 4. 查看与其他业务系统交互是否正常
日志监控	5. 错误日志追踪
安全管控	6. 密码加密
数据核对	7. 从其他业务系统调用的数据与原始业务系统数据一致性核对

六、护理管理系统

（一）系统概述

护理管理系统是基于护理质量管理业务，根据护理管理部门的管理需求建设的信息管理系统。系统支持全院护士人力资源管理，支持科室的护理人员排班，支持护理意外事件的审核与上报，支持护理三级质控检查流程，帮助护理管理部门基于上报数据进行全院护士护理工作的质量评估、监控与管理，提升护理管理工作效率，提高护理管理质量。

（二）系统功能

护理管理系统的主要功能包括人员管理、排班管理、质量管理和指标统计，系统功能架构详见图 3-5-11。

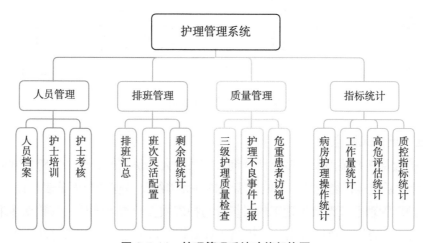

图 3-5-11 护理管理系统功能架构图

1. 人员管理 实现护理人员档案信息的记录与维护；支持上传课件，实现全院护士在线培训；支持全院护士在线考核。

2. 排班管理 支持多种班次的灵活配置；可根据科室情况进行个性化排班；实现对班次、假期的汇总计算与统计。

3. 质量管理 实现三级护理质量检查的流程管控；支持护理不良事件的上报；支持危重患者访视。

4. 指标统计 实现护理相关工作的管理指标统计，包括病房护理操作、护理工作量、高危评估、质控相关指标等。

（三）系统角色管理

1. 临床护士权限 具备个人护士档案录入、在线学习/考试、不良事件上报、培训录入等权限。

2. 临床护士长权限 在临床护士权限基础上扩展，可对全科护士档案进行审核、编辑、管理、调动，进行科室排班，审核不良事件并上报护理管理部门、自查科室护理质量、查看本科室相关护理统计等。

3. 护理管理部门权限 包括账号权限维护，可对全院护士档案进行审核、编辑、管理、调动，审核科室上报的不良事件，护理质控，查看全院相关护理统计，维护护士学习内容等。

（四）交互关键点

消息服务接口通过与医院集成平台交互，获取科室字典、人员字典等主数据信息；通过与医院数据中心交互，获取护理操作信息。系统交互如图 3-5-12 所示。

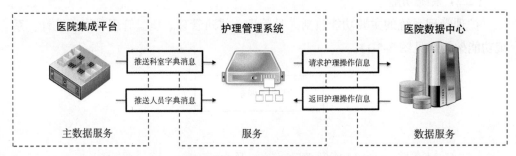

图 3-5-12　护理管理系统交互图

（五）建设风险点

1. 护理管理系统涉及较多统计查询，需关注大批量数据查询，如跨年度的全院数据统计对系统运行稳定性的影响，需考虑并完善统计数据的分库分表设计。

2. 护理管理系统涉及护理工作量统计与护理质量检查等统计，其数据多来自移动护理工作站的护理执行数据，为提高统计数据接口的稳定性与及时性，可考虑护理管理系统与移动护理工作站的集成。

（六）日常维护

岗位日常维护工作详见表 3-5-6。

表 3-5-6　岗位日常维护事项表

事项	内容
运行状态	1. 检查护理管理系统各模块运行是否正常（登录、人员档案、护理排班及打印、护士学习内容、护理统计查询）
关键服务	2. 查看应用服务是否正常 3. 每日确认数据备份情况
日志监控	4. 错误日志跟踪
安全管控	5. 最小用户管理原则 6. 密码复杂度满足等保要求
数据核对	7. 核对患者入出转数据的完整性 8. 核对统计表单数据与业务流程数据的一致性

七、医院风险防控管理信息系统

（一）系统概述

医院风险防控管理信息系统是以"上报、处置、监控"为核心的风险防控一体化管理平台，可实现医患纠纷处置、不良事件管理、重要岗位轮岗监督等医院风险防控工作线上管理。对接医院数据中心和医院集成平台，获取患者就诊信息，保证数据准确性的同时可避免重复录入，充分发挥信息技术优势，支持事前风险防范、事中报告督导、事后分析的闭环管理。

（二）系统功能

医院风险防控管理信息系统主要功能包括投诉信访管理、医疗纠纷管理、不良事件管理、术前风险评估、重要岗位轮岗、奖惩信息管理、根因分析、督导质量管理、统计分析等。风险事件管理支持跨部门、多角色协同管理，可实现管理部门之间、管理部门与其他科室之间风险信息共享。问题反馈科室与问题责任科室之间可进行风险事件协同处理。管理部门通过根因智能化分析、可视化 PDCA 对风险事件进行督导改进，实现医院风险事件精细化管控。系统架构详见图 3-5-13。

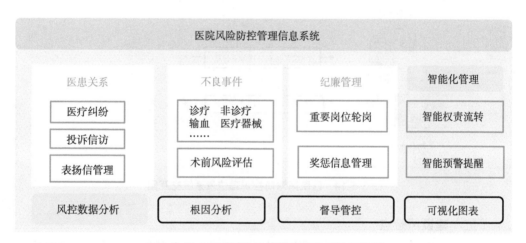

图 3-5-13　医院风险防控管理信息系统架构图

（三）系统角色管理

根据不同岗位职责定义管理科室、部门领导、科室录入专员等各类角色权限。

1. 门诊管理部门权限　可记录、督导门诊投诉信息。

2. 医务管理部门权限　可记录、督导医院纠纷信息、不良事件。

3. 纪委监察部门权限　可管理重要岗位轮岗信息、奖惩信息。

4. 科室不良事件专员权限　可上报科室不良事件。

5. 科室重要岗位轮岗专员权限　可上报重要岗位轮岗计划、记录、自查报告。

6. 科室领导权限　可查看、回复本科室投诉信访、医患纠纷、不良事件、重要岗位轮岗信息。

（四）交互关键点

1. 医院集成平台通过 MQ（消息队列，message queue）向风险防控系统推送人员数据、科室字典，包括姓名、性别、工号、科室名称、科室编码等信息。

2. 风险防控系统向医院数据中心发送患者信息调用请求，调用患者信息、门诊就诊信息。系统交互如图 3-5-14 所示。

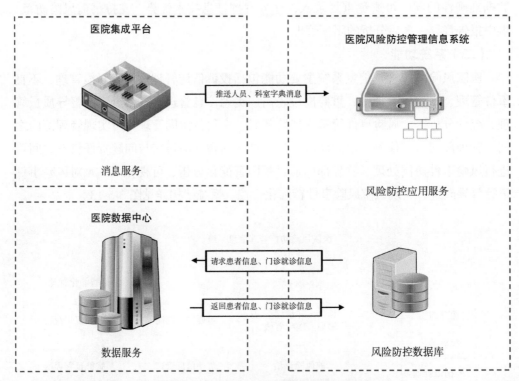

图 3-5-14　医院风险防控管理信息系统交互图

（五）建设风险点

1. 风险事件分级管理，建立事件风险等级库、根因分析库。风险防控管理信息系统分权使用，按管理部门、上报科室、协同科室、主管领导等不同权责分配访问权限。

2. 医院风险防控管理信息系统需要获取人员信息、患者信息，为保证数据的准确性和唯一性，避免信息重复录入，风控系统应对接医院集成平台和医院数据中心，获取人员、患者基本信息。

3. 可视化流程贯穿风险事件上报、审核、处置、整改、督导全周期管理，处理过程按权责自动流转，可交办、可转办，全程可追溯。

4. 多维度图表分析，从类别、时间、组织等多个维度统计风控信息，便于实时掌握医院风险防控管理情况。

5. 为保证数据安全可追溯，应进行数据定期全量备份，定期检查数据任务备份状态。

（六）日常维护

岗位日常维护工作详见表 3-5-7。

表 3-5-7 岗位日常维护事项表

事项	内容
运行状态	1. 查看医院风险防控管理信息系统各模块是否正常 2. 查看数据库服务器存储空间是否充足
关键服务	3. 查看中间层运行效率 4. 日志压缩优化 5. 数据库检索优化
日志监控	6. 错误日志分析 7. 登录日志有无异常行为
安全管控	8. 操作日志记录查看是否正常 9. 数据备份日志 10. 交互接口日志是否正常 11. 密码安全检查 12. 权限配置检查

八、医院感染实时监控系统

（一）系统概述

医院感染实时监控系统综合利用多个临床信息系统（住院护理工作站系统、住院医生工作站系统、检验信息系统、检查信息系统等）的数据，通过提取、计算感染相关特征信息，可实现医院感染实时监控和预警，同时提供多种查询统计，助力决策支持。

（二）系统功能

1. 病例预警 将符合预警条件的检验和抗菌药数据整合到预警窗口中，分别提示病房医生和医院感染管理人员，实现及时填写患者感染状态并实时发送消息沟通确认。

2. 目标监测 医院感染管理人员可以监测查看每日 ICU（重症监护室，intensive care unit）患者的入出转、常用管路留置人数等情况；可以查看手术患者的抗菌药使用情况；可以查看使用抗菌药患者的细菌培养送检情况；按时上报感染患者数据。

3. 查询统计 医院感染管理人员可以查询医院感染发病率、抗菌药使用率、细菌培养送检率等报表。

4. 系统维护 系统管理员可以进行服务器监测配置、用户管理、数据获取配置等。系统功能架构如图 3-5-15 所示。

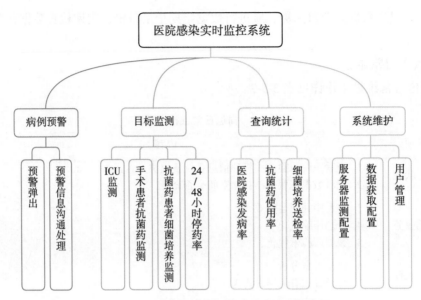

图 3-5-15　医院感染实时监控系统功能架构图

（三）系统角色管理

1. 医院感染管理处权限　可使用病例预警、目标监测、查询统计功能。

2. 药剂科权限　可使用目标监测功能。

3. 系统管理员权限　除以上所有功能外，亦可使用系统维护功能。

（四）交互关键点

医院感染实时监控系统与医院数据中心有大量的交互，包括批量获取病案首页手术、住院医嘱、检验报告、手术麻醉信息等，如图 3-5-16 所示。

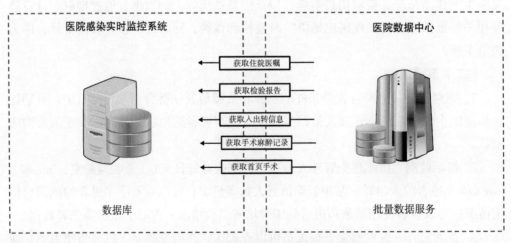

图 3-5-16　医院感染实时监控系统交互图

（五）建设风险点

1. 医院感染实时监控系统涉及所有住院患者的感染相关业务，获取数据量大，所需时间长，因此取数据时需要分时段少量获取，并优化获取数据的业务逻辑，以降低获取时间。

2. 医院感染实时监控系统的数据获取有时会因连接、数据逻辑等问题而中断，导致部分数据错误、缺失。因此需要在系统中设定手动单独获取某一系统的数据、单独获取某一患者的数据或手动获取指定时间段数据的机制，解决自动获取数据中断问题。

3. 医院感染实时监控系统的部分数据是从多个业务系统数据库中获取，而数据获取结束之后，这些业务系统数据仍有可能发生变化，所以尤其要注意数据的同步机制和一致性问题。

（六）日常维护

岗位日常维护工作详见表 3-5-8。

表 3-5-8　岗位日常维护事项表

事项	内容
运行状态	1. 查看病例预警模块显示的预警数据数量是否正确 2. 查看 ICU 监测日志模块数据正确性
关键服务	3. 服务器监测配置 – 运行日志，查看其每日的自动执行任务数是否正常
日志监控	4. 错误日志跟踪
安全管控	5. 账号密码安全复杂度校验，账号登录次数过多则禁止该账号使用 6. 定期安全漏扫，根据漏扫报告及时修复漏洞
数据核对	7. 定期核对 ICU 监测日志数据和手术抗菌药数据，将这些数据与原始库比对，确保数据的正确性和一致性

九、消毒供应质量追溯系统

（一）系统概述

消毒供应追溯管理系统借助无线网络和条码识别技术，通过对信息化条码标签的扫描与应用，实时记录工作人员的操作以及医疗物品的消毒工作，减少了人为记录的环节，可减少出错概率，实现医疗器械和无菌物品全闭环管理和多维度准确追溯，为医院实现动态质量监控和追溯管理提供有效工具。

（二）系统功能

1. 供应室消毒监控管理　支持消毒物品（清洗、配包、打包、灭菌、发放、回收）各个业务流程的操作工作，对消毒包进行消毒监控并对各个业务操作情况进行追溯记录统计。

2. 手术物品清点管理　支持手术物品接收和使用登记工作；支持对术中手术物品清点操作步骤进行追溯记录，通过信息接口获取患者信息，支持手术护理单预览、归档、打印。

3. 消毒物品患者使用追溯管理 支持消毒供应中心发放至科室消毒包的接收、科室/患者使用登记工作；支持消毒包与材料的申领和查询工作。

4. 外来包管理 支持外来包接收登记、审核、条码打印、归还登记工作；对外来包进行消毒监控并对操作情况进行追溯记录。系统功能架构详见图 3-5-17 所示。

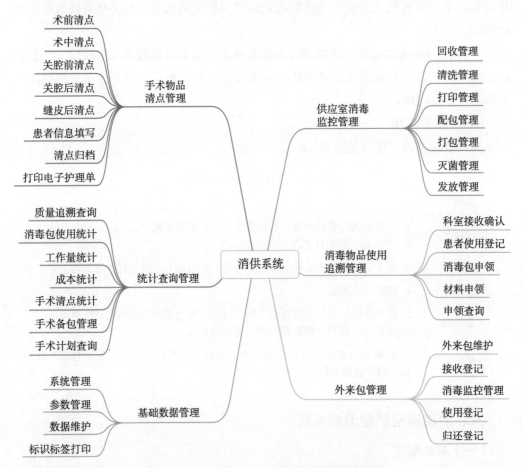

图 3-5-17 消毒供应追溯管理系统功能架构图

（三）系统角色管理

1. 供应室护士权限 主要负责完成消毒物品从清洗、配包、打包、灭菌、发放到回收全过程的操作工作。

2. 手术室护士权限 主要负责完成消毒物品从接收到患者使用登记、手术中手术物品清点全过程的操作工作。

3. 普通护士权限 主要负责完成消毒物品接收、患者使用登记、消毒包申领的工作。

4. 护士长权限 具备所有护士权限以及消毒包维护、报表查询、质量追溯管理查询等权限。

5. 系统管理员权限 具备系统管理员默认全部权限。

（四）交互关键点

1. 消息接口 系统通过医院集成平台获取院内人员字典、科室字典、患者基本信息等信息，以 MQ 消息队列的方式实现数据交互。

2. 数据接口 系统通过医院数据中心获取手术排班信息，实现数据交互。系统交互如图 3-5-18 所示。

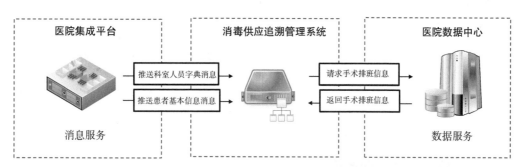

图 3-5-18 消毒供应追溯管理系统交互图

（五）建设风险点

1. 消毒流程顺序错误风险 消毒供应追溯管理系统电脑端和移动端都可以进行消毒操作，需避免不同工作人员误操作，发生消毒流程顺序错误。

解决方案：需要通过程序控制，判断上一步操作未完成不能进行下一步操作，增加上一步操作未完成提示。

2. 术中手术物品清点习惯性操作风险 术中手术物品清点数量时有重复性清点操作，存在习惯性操作风险。

解决方案：清点数量默认需根据消毒包内物品配置数量，手动填写则默认项为空，必须手动填入数量才能提交保存，程序支持清点数量默认，也支持手动填写，避免发生习惯性操作风险，最后一步清点操作可设为手动填写。

（六）日常维护

岗位日常维护工作详见表 3-5-9。

表 3-5-9 岗位日常维护事项表

事项	内容
运行状态	1. 数据库服务是否正常运行 2. 程序能否正常登录 3. 功能模块能否正常使用 4. 数据是否定时保存备份
关键服务	5. 查看服务器资源情况（磁盘空间、占用内存、CPU 使用情况） 6. 统计报表打开有无较慢的情况

续表

事项	内容
日志监控	7. 是否正常记录日志 8. 错误日志跟踪
安全管控	9. 设置复杂密码、安装杀毒软件、系统补丁升级 10. 数据库定期备份
数据核对	11. 科室消毒包申领、供应中心发放、科室接收数据一致性核对

（纪浩田　郝文睿　王永刚　宋文利　张　欣　刘志平
李文桓　易　楠　张　弛　秦朝阳）

第六节　行政管理系统建设

一、综合运营管理系统

（一）系统概述

医院资源规划（hospital resource planning，HRP）即综合运营管理系统，是整合医院人、财、物资源，支持医院运营管理业务财务融合，信息互联互通、高效协同工作的管理平台。通过 HRP 系统加强物资、资产、耗材、财务预算、成本等一体化全流程管理，运营管理数据汇聚管理运营中心（MDR），可实现数据共享与整合利用，为管理层经营决策提供支持，提升运营管理科学化、规范化、精细化水平，提高管理效率，降低运行成本，促进医院高质量发展。

（二）模块功能

1. 管理运营中心　可将 HRP 中医院设备资产全生命周期管理、物资供应链全程闭环管理、财务与成本一体化管理数据与财务总账数据、HIS 收入数据等运营管理数据汇入，以财务域、资产域、人力域、综合管理域等不同数据主题支持运营数据的全面利用，提供财务、计划、运营等专题数据服务，覆盖数据展示、指标预警、决策支持，实现从业务流到数据流的一体化协同。系统功能详见图 3-6-1。

2. 财务管理　包括编制调整、控制核销、预实分析在内的全面预算管理，实现包括物流、资产库存管理、发票付款、折旧计提等业财一体联动审核执行，按事务处理类型自动生成会计核算凭证，提供成本分摊核算功能。HIS 门诊和住院收入数据每天通过接口同步到 HRP 系统的收入稽核平台，形成稽核报表，经过逻辑转换与事务处理，自动生成对应的会计凭证。系统功能详见图 3-6-2。

3. 医工管理

（1）耗材管理：实现耗材从科室申领、采购订单、入库出库、盘点对账、发票匹配、付款审核、预算核销的可追溯统一物流管理，支持库存管理、报表统计等功

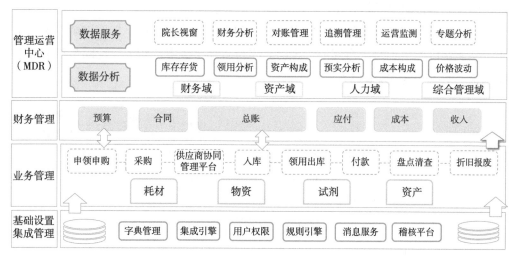

图 3-6-1　HRP 管理运营中心架构图

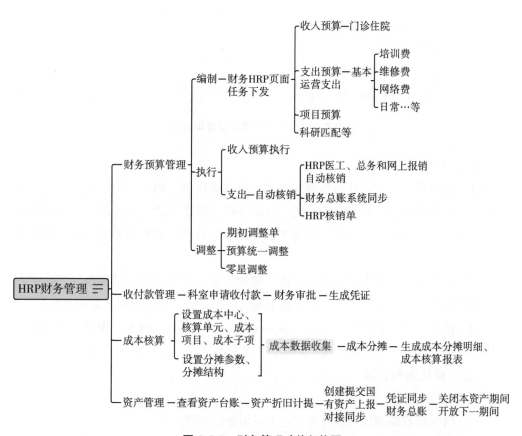

图 3-6-2　财务管理功能架构图

能，同时能够自动生成相关凭证同步至财务总账系统。

（2）资产管理：实现包括科室申购、采购入库、验收上账、折旧摊销、转移报废等功能在内的资产全生命周期管理，并支持自动生成资产相关凭证同步至财务总账系统。系统功能详见图3-6-3。

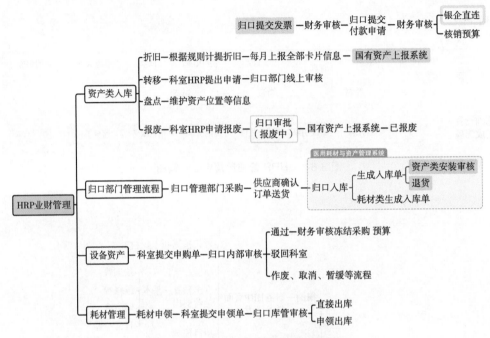

图 3-6-3　HRP 医工管理功能架构图

4. 总务物资管理

（1）物流管理：实现日常物资耗材从科室物资申领、物资采购申请到库房的订单审核，采购入库／出库、发票匹配、付款审核、预算核销、盘点对账等可追溯全流程物流管理，具备库存管理、报表统计功能，可自动生成相关凭证并同步至财务总账系统。

（2）资产管理：实现包括采购入库、验收上账、折旧摊销、转移报废等功能在内的资产全生命周期管理，并支持自动生成资产相关凭证同步至财务总账系统。

（3）供应商关系管理（supplier relationship management，SRM）即供应商协同平台：供应商资质管理、订单物流信息监控、发票号上传。系统功能详见图3-6-4。

（三）系统角色管理

1. 财务管理模块

（1）科室预算编制权限：科室指定人员可编制调整预算。

（2）财务预算管理权限：具备设置预算基础信息、编制预算、预算财务初审、预算财务复审、预算批复等权限。

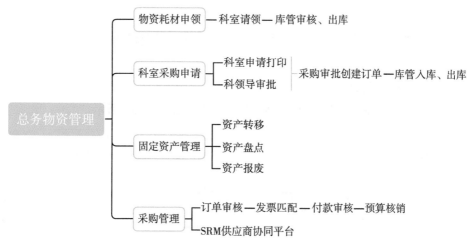

图 3-6-4 HRP 总务物资管理模块功能架构图

（3）财务会计权限：具备发票审核、付款申请审批、付款、核对凭证、同步等权限。

（4）财务资产权限：具备资产账务管理、生成及同步折旧凭证、同步数据至国有资产上报平台等权限。

（5）财务成本权限：具备科室成本基础信息维护、分摊配置维护、工作量及收入等数据归集稽核、报表核对等权限。

2. 医工管理模块

（1）耗材申领权限：科室请领员在 HRP 申领科室医用耗材，归口管理部门库管在耗材管理系统内审核并完成出库。

（2）资产申购权限：科室资产管理员在 HRP 内提交申请，归口部门审核，进行预算占用。完成采购、入出库流程，同步生成资产卡片和凭证。

（3）报账付款权限：根据发票对应的入库明细，匹配入库记录创建系统发票，创建付款申请，财务进行审核，生成相应付款单以及财务付款凭证。

（4）资产转移权限：科室资产管理员创建资产转移、报废申请，归口部门审核，资产卡片状态变更。

3. 总务物资管理模块

（1）物资耗材申领权限：多院区科室请领员在 HRP 科室请领模块中申领物资耗材，物资科库管员在系统内审核并完成出库。

（2）资产采购申领权限：科室采购员在 HRP 内提交申请，并打印订单线下签字，物资科审批完成后，采购员进行采购。

（3）采购员报账付款权限：当供应商将实际发票送达时，需要在系统中找到实际发票对应的入库、退货明细，匹配入库、退货记录创建系统发票，提交至财务审批。供应商发票经财务审批后，采购岗位创建批量付款申请，财务进行审批，生成相应付款单以及财务付款凭证。

（4）资产转移与报废权限：科室资产管理员创建资产转移、报废申请，物资科库管审核。

（四）交互关键点

HRP与医院集成平台同步人员科室基础数据，如图3-6-5所示。

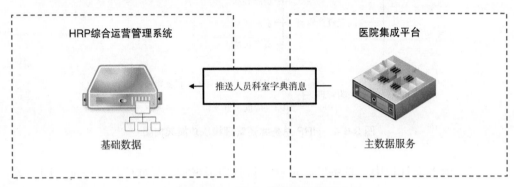

图 3-6-5　HRP 与集成平台交互图

1. 财务管理模块

（1）预算核销：HRP财务管理模块实时调用财务总账系统预算执行数据，由HRP生成预算核销单，将余额实时传给财务总账系统；凭证同步：根据岗位人员按业务需要，在HRP财务管理模块中操作凭证同步功能，将凭证推送至财务总账系统进行数据交互，包含采购类凭证、资产类凭证、付款类凭证等；与网上报销系统同步预算核销、预算余额、科研经费等信息，如图3-6-6所示。

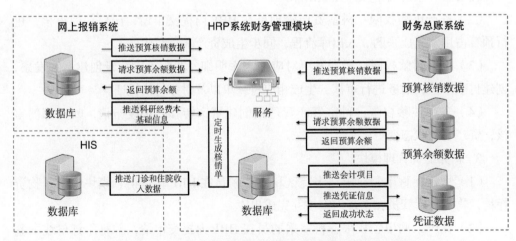

图 3-6-6　HRP 财务管理模块与财务总账系统交互预算与核销

（2）成本同步：HRP财务管理模块获取财务总账系统成本数据，如图3-6-7所示。

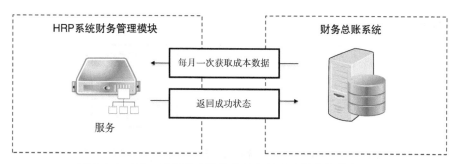

图 3-6-7　HRP 财务管理模块从财务总账系统获取成本信息

2. 医工管理模块

（1）基础数据同步：HRP 向医工耗材与资产管理系统推送项目、部门、人员、院区信息，HRP 获取产品、供应商等信息，从而保持基础数据的一致。对于业务数据，业财联动中主要涉及供应商、产品、厂家等业务基础数据的一致，如图 3-6-8 所示。

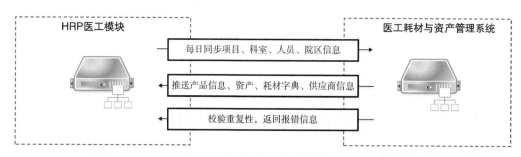

图 3-6-8　HRP 医工模块向医工耗材与资产管理系统同步基础数据

（2）物流联动：医工耗材与资产管理系统推送物资与库房对应关系，HRP 推送科室申领单权限，医工耗材与资产管理系统返回入退库与物流信息，如图 3-6-9 所示。

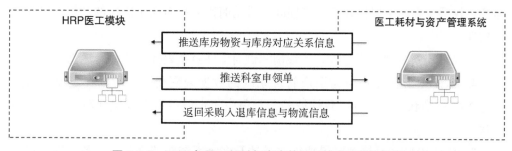

图 3-6-9　HRP 与医工耗材与资产管理系统交互物流信息

（3）资产同步：医工耗材与资产管理系统向 HRP 推送新增资产卡片，HRP 校验是否重复新增返回状态信息；医工耗材与资产管理系统向 HRP 推送资产转移出退库，HRP 向国有资产上报系统同步资产信息，如图 3-6-10 所示。

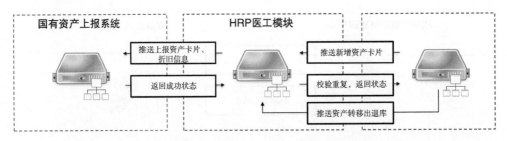

图 3-6-10　HRP 与医工耗材与资产管理系统交互资产信息

3. 总务物资管理模块

HRP 系统总务物资管理模块与 SRM 进行供应商资质、订单物流、发票等信息交互，如图 3-6-11 所示。

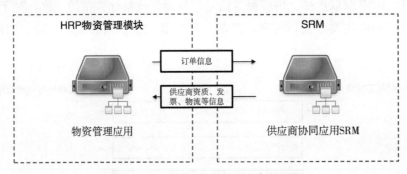

图 3-6-11　SRM 与 HRP 系统交互图

（五）建设风险点

1. 财务管理模块因涉及与财务总账系统较多交互，财务相关数据因其业务属性和重要性，系统接口交互时需要对数据一致性进行校验；在每次系统升级时，必须做好数据备份以及数据验证。

2. 财务管理部门按照医院相关规定定期轮岗，所以在交接完毕后需及时启停账号相关权限。在两个岗位并行交接期间，月结时需要核对两个岗位的数据，以保持一致性。

3. 成本分摊核算数据量大，上线前测试时应注意报表性能速率的优化。

4. 因 HRP 和医工耗材与资产管理系统的数据频繁交互，所以在建设时需要注意单据完结状态，进行一致性校验，避免由于定时接口尚未更新数据导致的不一致。

5. 因 HRP 整个系统关联模块较多，涉及多个系统频繁交互、业务数据逻辑复杂，所以需做好字典维护与对照，需定期做好接口监控。接口日志监控异常情况必须实时提醒，否则接口故障将带来大量关联报表的数据不一致。

（六）日常维护

岗位日常维护工作详见表 3-6-1、表 3-6-2。

表3-6-1 财务模块岗位日常维护事项表

事项	内容
运行状态	1. 每年预算编制与预算调整前进行全流程测试 2. 查看预算核销单，判断预算核销数据是否正常接收 3. 检查凭证同步成功状态，及时处理失败凭证
关键服务	4. 查看与财务总账系统接口是否正常，同步预算执行数（生成核销单）、预算余额 5. 每日确认数据备份情况，每日凌晨全数据库备份
日志监控	6. 错误日志跟踪 7. 接口日志单独存储并定期检查
安全管控	8. 最小用户管理原则 9. 密码加密 10. 附件上传格式限制
数据核对	11. 系统新增功能后，进行数据报表核对 12. 预算执行接口对账表与财务总账系统凭证核对 13. 成本核算各类分析报表，以科室分摊明细表数据为基准核对

表3-6-2 医工、总务物资管理模块岗位日常维护事项表

事项	内容
运行状态	1. 各录入表单可正常提交，审批流正常 2. 查看服务器存储空间是否充足
关键服务	3. 查看同步组织架构、同步人员信息是否同步成功，涉及多系统交互，必须保持基础供应商、人员等关键信息一致，及时查看日志有无异常信息 4. 每日确认数据备份情况，每日凌晨进行全数据库备份
日志监控	5. 巡查与耗材及资产管理系统对接接口，及时处理失败数据
安全管控	6. 系统新增功能后，进行数据报表核对 7. 最小用户管理原则，对于用户权限变更需提交正式申请，由管理员审核变更 8. 申购上传文档文件类型限制
数据核对	9. 定期进行相关报表与会计凭证核对

二、人力资源管理信息系统

（一）系统概述

人力资源管理信息系统整合全院人事信息及组织机构信息，为医院提供人事信息管理、组织机构管理、考勤管理等人事管理信息服务，成为人员和科室数据一致性的重要源头。系统与医院集成平台、科研系统、教学系统、院外招聘网站对接，可实现数据共享，形成人力资源管理闭环流程、全局数据贯通、系统高度集成的一站式人力资源管理平台。

（二）系统功能

1. 基础字典管理 可维护医院本部及各分院区机构字典，按临床、医技、行政

等部门类别建立全院区科室字典，可灵活扩展机构科室层级；维护全院人员信息，根据用工形式等规则自动生成人员编码并校重；为全院业务系统提供统一的人员和科室数据源，保证人事基础数据的唯一性与准确性。

2. 人事业务管理　对接指定招聘网站，提取应聘人员简历信息，避免人事信息重复录入；线上流程审批管理入离调转、合同签订、干部任免、职称晋升、证明申请等人事业务；科室月度考勤根据产事病假等信息自动计算职工考勤情况，并计入人事档案；薪资测算与人员身份、入职时间、职称晋升、考勤记录等信息联动自动计算。

3. 人事员工自助　员工通过自助服务可以随时浏览个人人事信息、查阅消息通知、在线办理人事业务、证明打印、专业资格考试报名，并可在线查询考试成绩、业务办理进度等信息。

4. 考核评审管理　评审专家通过移动端实名、匿名参加评审；支持投票、评分、评分 + 投票、评投结合等多种评审方式；可自定义评议指标项及指标类别；后台可实时查看评审进度；结果统计支持按照获得分数、票数、分数票数结合以及名次百分比设置通过阈值；对接科研系统和教学系统，获取在岗人员的科研成果和教学情况，为考核评审提供数据支撑。

5. 扩展功能管理　医务部门可维护医生处方权限、抗生素权限、抗肿瘤药物处方权限、医生执业资格证书等信息，与医院集成平台对接作为医生处方权数据唯一源头，确保医生处方权信息的准确性；采购部门可维护采购专家专业信息，在线按规定比例随机抽取招标项目采购专家，记录招标项目专家抽选过程。系统功能架构详见图 3-6-12。

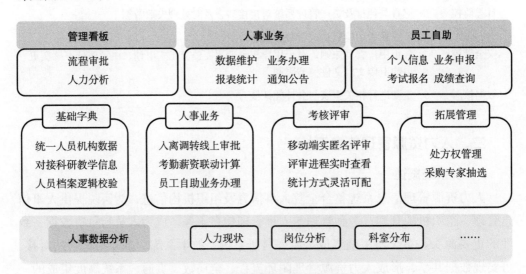

图 3-6-12　人力资源管理信息系统功能架构图

（三）系统角色管理

根据不同岗位职责定义管理科室、部门领导、科室员工等各类角色权限。

1. 人事管理部门

（1）人事管理员角色权限：包括维护人员基础信息、薪资管理、月度考勤、通知公告、考试成绩。

（2）正式调配角色权限：负责人员入离调转管理。

（3）职称管理角色权限：包括维护职工专业技术职务、职称测评管理。

（4）合同调配角色权限：负责人事合同档案管理。

（5）博士后管理角色权限：负责维护博士后人员基本情况及专业技术职务。

2. 采购管理部门权限　负责采购评审专家抽选模块使用权、维护专家相关专业子集及专家标识。

3. 医务部门权限　负责维护处方权、抗生素权、医师执业资格等信息。

4. 科室考勤员　负责统计上报本科室人员月度考勤信息。

5. 各科室主任　可查看本科室职工人事信息、审核月度考勤表。

6. 普通职工　可查看本人人事信息、个人月度考勤信息、考试报名、成绩查询等信息。

（四）交互关键点

1. 人力资源管理信息系统数据库服务器与医院集成平台通过 MQ 消息实现人员数据、科室数据同步传输。传输内容包括人员信息、科室信息、处方权、抗生素权、删除标志等信息。接口交互支持定期任务、实时推送两种方式。

2. 通过对接有合作协议的招聘网站接收应聘信息至人力资源管理信息系统应聘人员库。

3. 通过数据视图与科研系统、教学系统对接，接收科研项目、成果信息、教学论文、课题等。系统交互如图 3-6-13 所示。

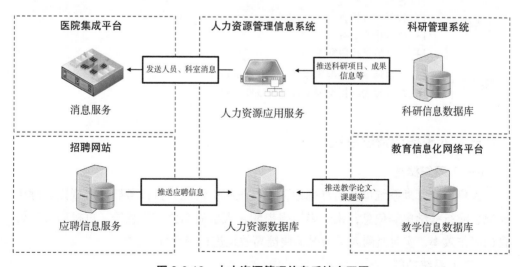

图 3-6-13　人力资源管理信息系统交互图

（五）建设风险点

1. 因人员科室信息关联院内各业务系统，需关注人员数据维护的准确性、时效性。

2. 处方权等涉及其他系统使用权的重要字段，维护后需要立即同步，为避免延迟，数据同步方式除定时推送外，也需要设置手动推送方式，确保重要信息及时同步。

3. 作为医院人事基础数据源头，数据的完整性和安全性尤为重要，需要定期检查人事基础数据任务备份状态。

4. 人事系统涉及个人敏感信息，应严格控制权限，对隐私信息进行脱敏处理。

5. 在考试报名等人事业务集中办理高峰时段，应关注系统性能。

（六）日常维护

岗位日常维护工作详见表3-6-3。

表3-6-3　岗位日常维护事项表

事项	内容
运行状态	1. 查看人力资源管理信息系统各模块是否正常 2. 查看员工自助运行是否正常 3. 数据库服务器 – 查看存储空间是否充足
关键服务	4. 查看定时任务、查看日志，异常信息处理完毕后手工补发未发送数据 5. 浏览器地址查看网页链接是否正常
日志监控	6. 交互日志接口是否正常 7. 错误日志分析 8. 登录日志有无异常行为 9. 操作日志记录查看是否正常 10. 数据备份日志
安全管控	11. 密码安全检查 12. 权限配置检查 13. 同步作业检查 14. 隐私信息权限管控
数据核对	15. 人员信息与医院集成平台一致性核对 16. 统计报表与提交表单数据一致性核对

三、人事移动管理系统

（一）系统概述

人事移动管理系统可及时准确地采集员工在岗情况、执行考勤排班规则、健康状况、流行病学史等信息，推送未填报提醒、人事通知公告消息等，可提高员工管理的工作效率，实时监测人员情况，便捷高效地进行统计分析。

（二）系统功能

人事移动管理系统具有考勤排班、行政值班、通知公告、健康填报、流行病学调查、健康填报统计、流调报表、健康填报和流行病学调查问卷自定义配置、异常提醒、未填报提醒、常见问题等功能。系统功能如图 3-6-14 所示。

1. 考勤排班　支持自定义班次和考勤组，可以自动快速排班，并基于地理位置和无线网络环境打卡，支持请假申请及审批，查看考勤明细及汇总情况。

2. 通知公告　支持通知公告管理，随时下发各类消息并收集员工反馈意见。

3. 健康填报　支持每日健康填报、未填和异常情况提醒、填报明细及汇总情况查看。

4. 流行病学调查　支持定期流调填报、未填报提醒、填报明细及汇总情况查看。

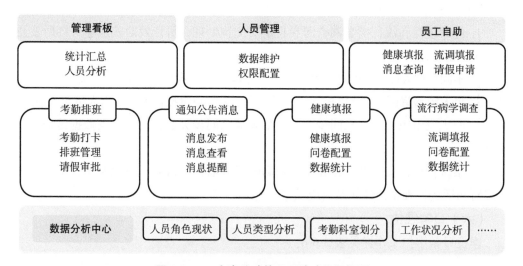

图 3-6-14　人事移动管理系统功能架构图

（三）系统角色管理

1. 人事管理员权限　包括健康填报报表统计、人员信息管理、人员角色管理、流行病学调查报表统计、数据统计查看、健康填报和流行病学调查问卷自定义配置、通知公告消息管理、请假审批、常见问题。

2. 科室考勤管理员权限　负责本科室健康填报报表统计、人员信息管理、流行病学调查报表统计、健康和流行病学调查填报二维码管理、异常提醒、未填报提醒、考勤排班、请假审批、常见问题。

3. 普通用户权限　包括健康填报、流行病学调查填报、通知公告消息查看、本人填报查看、异常提醒、未填报提醒、考勤打卡、请假申请。

（四）交互关键点

职工信息接口：每天使用定时任务方式通过 MQ 消息从医院集成平台同步组织架构和人员基本信息，如图 3-6-15 所示。

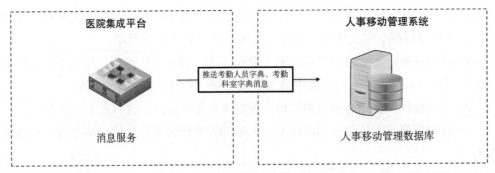

图 3-6-15　人事移动管理系统交互图

（五）建设风险点

1. 健康填报和流行病学调查问卷自定义配置处理，可以及时响应业务随时变更问卷内容的要求。

2. 不同类型人员管控处理，涵盖职工、外包人员、学生、进修人员、流动人员等。

3. 个人敏感信息权限严格控制与脱敏处理，未经审批授权不可导出人员相关信息。

4. 职工及组织架构信息同步处理，如果信息同步失败，需要排查数据传输是否正常。

5. 系统性能优化处理，在并发数量高峰时采取排队机制，避免系统拥堵，运行一段时间后会检查系统性能及响应效率。

（六）日常维护

岗位日常维护工作详见表 3-6-4。

表 3-6-4　岗位日常维护事项表

事项	内容
运行状态	1. 查看人事移动管理系统各模块是否正常 2. 查看服务器是否正常运行 3. 业务高峰时段重点关注系统运行情况
关键服务	4. 查看定时任务 – 同步组织架构、同步人员信息是否同步成功 – 查看日志有无异常信息 5. 通过浏览器访问域名 – 查看 SSL 证书是否正常，有效期到期前注意及时更新
日志监控	6. 交互日志接口是否正常 7. 错误日志导出分析 8. 登录日志有无异常行为 9. 操作日志记录查看是否正常 10. 组织架构操作日志是否正常 11. 任务失败报警，通知系统管理员
安全管控	12. 扫码填报使用图形验证码 13. 密码安全复杂度配置检查 14. 隐私数据导出严格管理
数据核对	15. 统计报表数据与提交表单数据一致性核对

四、OA 办公系统

（一）系统概述

依托全新智能化流程引擎，打造全闭环 OA 办公系统，构建高效统一、互通共享、移动便捷的无纸化办公环境，通过电脑和企业微信完成办公信息流转及处理，可在线完成邮件管理、流程管理、公文管理、电话簿查询、会议管理与文档和档案的智能检索归档，显著改善职工协同办公体验，提升工作效率。

（二）系统功能

OA 办公系统主要功能包括邮件管理、跨部门协同办公流程管理、收文精准下达、发文规范上传、文档智能检索、档案管理、会议管理、电话簿管理、日程管理、公告管理、统计分析、流程效率分析、总值班管理等。系统功能详见图 3-6-16。

1. 邮件管理　可满足院内职工收发邮件，实现消息提醒、未读邮件撤回、定时发送、附件在线打开、多附件打包下载以及附件中心集中展现等便捷功能。

2. 流程管理　可以快速发起流程、跨部门协同审批，支持加签补签传阅、实时

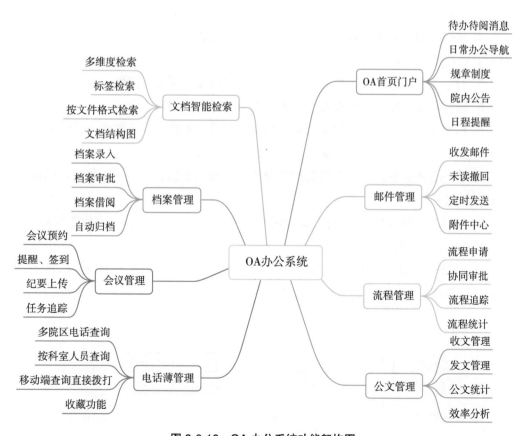

图 3-6-16　OA 办公系统功能架构图

追踪流程进度、灵活表单配置，方便流程查询及统计分析，实现统一规范高效的流程管理。

3. 公文管理 可实现在线收文、PDF 上直接标注重点、多路径并行审批处理、公文逐级传递全流程实时记录；发文科室可在线拟稿，基于模板进行编辑，降低人工排版的错误率，各级审批后系统自动编号、在线盖章，生成 PDF 文件后自动下发至科室，形成全流程闭环公文管理。

4. 会议管理 支持在线申请会议室、会议安排、自动发送会议通知、反馈会议回执、线下会议扫码智能签到、会后纪要及时推送、重要任务分配及督办等。

5. 文档智能检索归档管理 系统各类文档可基于智能规则引擎分类沉淀至文档库，通过自动分类、按标签快速检索，智能生成文档结构图，自动归档到档案库。

（三）系统角色管理

1. 院内职工权限 具备收发邮件、流程发起、会议室申请、档案借阅、公告查看等通用权限。

2. 收文管理员权限 具备收文登记、流转、编辑正文与附件的权限以及集中查看、管理收文等特殊权限。

3. 党院办主任权限 具备收发文签批、查看统计分析、效率分析权限。

4. 党院办发文管理员权限：具备发文起草、编辑、修改、流转、编号、盖章以及查看所有发文权限。

5. 科室主任权限 可审批与自己科室相关的收文、发文、流程。

6. 科室收文员权限 可查看、下载处理与本科室相关的收文。

7. 科室发文员权限 可发文起草、编辑、查看、下载与本科室相关的发文。

8. 院领导权限 具备收发文签批、查看统计分析、查看效率分析权限。

9. 档案管理员权限 具备设置档案分类、管理档案信息、档案审批、归档设置及查阅权限。

10. 会议管理员权限 具备设置会议室分类、会议类别、会议室审批等权限。

（四）交互关键点

OA 办公系统需要与网站管理系统、医院集成平台进行交互，为保持信息的一致性，需要接口进行调用，如图 3-6-17 所示。

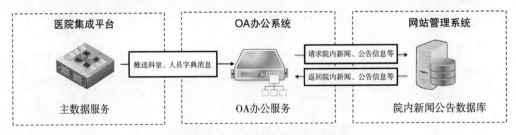

图 3-6-17 OA 办公系统交互图

（五）建设风险点

1. OA 办公系统访问量大，应采用服务器做集群负载，避免高并发带来的系统卡顿。

2. OA 办公系统采用文件转换技术，流转的所有文档都支持在线打开，当同一时间发布的文档量较大时，会造成转化队列排队现象，因此要考虑转化服务器的负载均衡问题。

3. OA 办公系统建设过程中，涉及流程表单多，且审批流相对复杂，所以要考虑灵活配置，支持并行、串行以及低代码的个性化定制。

4. 由于文档量很大，占用存储空间多，如果存储空间不足，会导致文档上传失败，因此需定期巡查，必要时切换附件存储地址、及时扩容。

5. OA 办公系统有移动端业务，需监测后台日志，分析访问用户行为，防止恶意攻击。

（六）日常维护

岗位日常维护工作详见表 3-6-5。

表 3-6-5 岗位日常维护事项表

事项	内容
运行状态	1. 查看 OA 门户各模块是否正常 2. 查看移动端是否正常，内容与 PC 端同步 3. 后台查看服务器群集是否正常运行
关键服务	4. 后台查看附件转换队列，查看有无异常流程 5. 后台查看同步人员信息任务是否成功 6. 后台查看消息中心的待办、待阅消息是否正常 7. 交互日志接口是否正常 8. 错误日志分析 9. 登录日志有无异常行为
日志监控	10. 操作日志记录查看是否正常 11. 任务失败报警，企业微信通知管理员
安全管控	12. 查看 SSL 证书是否正常，有效期到期前注意及时更新 13. 查看账户安全设置 14. 密码加密、安全复杂度配置
数据核对	15. 统计报表与流程表单数据一致性核对

五、合同管理系统

（一）系统概述

合同管理系统是医院合同业务的综合管理平台，用以实现合同填报、审批、生效、归档全生命周期的电子化管理，可有效解决文档管理、进度控制、信息汇总等合同管理难题，加强合同管理合规性、降低风险，提升管理效率，促进医院高质量发展。

（二）系统功能

合同管理系统主要功能包括合同录入、合同审批、合同待审及到期提醒、生成终版合同、合同报表、合同台账查询等。系统功能详见图3-6-18。

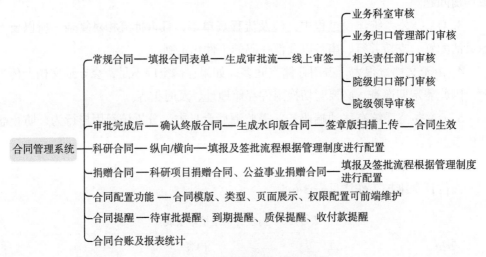

图 3-6-18　合同管理功能架构图

（三）角色管理

1. 合同录入权限　录入合同信息并保存，待业务科室审核后提交。

2. 业务科室权限　录入、提交、查询、审核本科室合同，参与会签审批。

3. 相关责任部门、业务归口管理部门权限　审批本部门合同，参与会签审批。

4. 院级归口部门权限　生效院级合同、查询全院合同台账（包括合同主体、报表、模板、收付款信息等）、设置合同权限。

5. 院级领导权限　查看、审批分管科室及分管业务的合同，参与院级会签审批。

（四）交互关键点

合同管理系统在医院集成平台订阅人员、科室字典等消息，当人员、科室字典出现变量时，医院集成平台自动将消息推送至合同管理系统。合同生效后，合同管理系统将合同主体附件及关键信息（包括合同编码、经办人、负责人、科室、日期、收付款性质、收付款金额等）推送至财务总账系统，用于与合同相关的收付款结算，结算完成后，财务总账系统将结算信息返回合同管理系统。系统交互详见图3-6-19。

（五）建设风险点

1. 应设置专门岗位，对已完成审批的合同进行生效操作，只有正式生效的合同信息才可向其他系统推送。

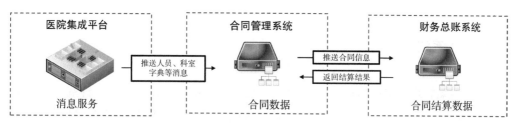

图 3-6-19　合同管理系统交互图

2. 合同管理涉及多个角色，每个角色所需权限均有差异，系统应具备灵活的权限配置功能，可针对某个或某些用户进行权限配置。同时需注意，若用户有轮岗、调职等情况，应及时停止其账号相关权限。

3. 合同有不同的归口管理科室，有收款、付款、合作、捐赠等多种类型，应提前做好各类合同的界面、字段、报表、审批流等内容的设计和配置工作。

4. 合同管理系统与财务总账接口交互时，需要对数据一致性进行校验。同时，在每次系统升级时，需做好数据备份以及数据验证。

（六）日常维护

岗位日常维护工作详见表 3-6-6。

表3-6-6　岗位日常维护事项表

事项	内容
运行状态	1. 查看系统各模块功能是否正常 2. 查看服务器运行状态是否正常 3. 查看服务器存储空间是否正常
关键服务	4. 查看各类表单能否正常录入提交，各次提交的单据状态是否正常 5. 查看系统报错信息，判断系统是否正常 6. 查看与财务总账系统接口是否正常 7. 每日确认数据备份情况
日志监控	8. 错误日志跟踪 9. 接口日志单独存储并定期检查
安全管控	10. 最小权限管理原则 11. 密码加密 12. 附件上传格式限制
数据核对	13. 系统新增功能后，对更新前后的统计报表进行核对

六、教育信息化网络平台

（一）系统概述

教育信息化网络平台依托医院教学管理体系，面向教师、学生、职工、进修医生、教务归口管理部门全人群，提供信息化管理工具，有助于提升师生工作与学习效率。同时，通过对资源进行整合，为教学、科研创造良好的基础平台，打造良好的信息化教学生态。

（二）系统功能

1. 教学门户网站　用于发布教育教学相关通知、公告及新闻。

2. 档案管理　对接医院集成平台，实时消息同步在院教师信息、科室字典；学生信息维护，包括基本信息、学业信息、对应导师等，并作为主数据字典与 AI 辅助医学教学 app 等其他教育教学相关应用对接；对接人力资源管理信息系统、科研管理系统，联动人员科研教学成果、丰富人员档案信息。

3. 教务管理　覆盖本科生、研究生、带教师资等人员的培训、轮转、实习等各类教务管理工作。

4. 在线学习　用于全院师生线上视频学习，包括课程维护、学时学分、随堂测试、师生互动、课程笔记、统计分析等功能。

5. 学位管理　用于学生论文提交、评审、修正、送审等全流程管理，支持盲审等多种审查形式。

6. 教学考核　包括考核题库和线上考核等功能。其中，考核题库供学生日常练习、自测使用；线上考试支持教师考前设置、考中监考、考后批阅、成绩查询分析等，同时支持多站式考核。

7. 教室及临床技能中心管理　包括教室、设备线上预约管理及分析统计等功能。

8. 进修医管理　包括进修医生线上申请报名、审核遴选、发送录取通知等功能。

9. 课程管理　包括课表管理、教学学时统计等功能。

除上述功能外，系统还有教学工作量统计、教学动态指标评估、住院医师规范化培训管理等模块。平台内各功能模块字典、数据联动，可全方位展示教学工作量和动态绩效指标，为教育教学管理、评估提供信息化支持，提高工作效率。系统功能及流程详见图 3-6-20。

（三）系统角色管理

角色包括内部角色和普通角色，内部角色为唯一性角色，如本科生、研究生、本院医师；在内部角色中，根据实际类型划分不同角色并配置对应权限。普通角色为一般性角色，如网站管理员、教学秘书等，同一个用户可有多个普通角色；在普通角色中，根据实际业务管理需要，每个功能模块均设置管理员角色。

（四）交互关键点

教育信息化网络平台与医院集成平台对接，共享新增人员、科室信息；与人力资源管理信息系统、科研管理系统对接，共享人员教学、科研成果等信息。系统具体交互如图 3-6-21 所示。

（五）建设关键点

1. 系统安全建设　上线前及日常运行过程中应加强安全检测，提前制订应急预案，定期进行漏洞扫描和渗透测试，对发现的问题及时进行安全加固。

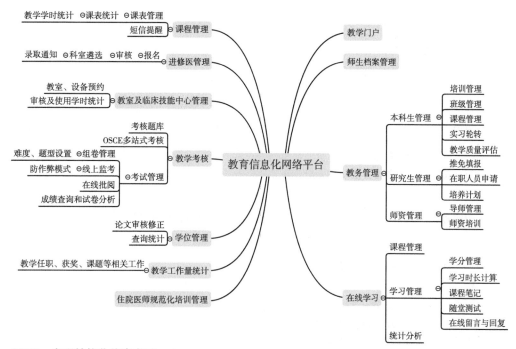

OSCE：客观结构化临床考试，objective structured clinical examination

图 3-6-20 教育信息化网络平台功能架构图

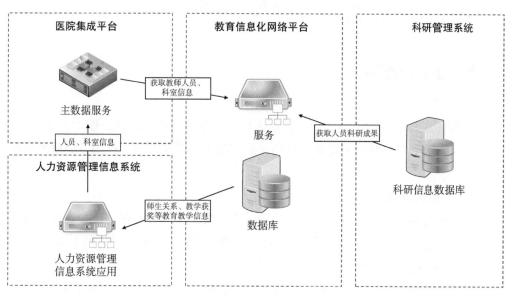

图 3-6-21 教育信息化网络平台交互图

2. 因在线学习、课程评估等工作涉及视频文件上传，存储空间占用较大，应加强服务器资源巡检，避免因空间不足导致教学资源无法上传，影响相关工作。定期对专项或临时教学资源进行清理，如确为业务需要，应及时扩展现有存储空间。

3. 大并发集中在线学习性能保障　利用教学平台在线学习模块进行全院集中学

习培训时，如并发量过大，应通过负载均衡等方式保障视频学习流畅。

（六）日常维护

岗位日常维护工作详见表 3-6-7。

表 3-6-7 岗位日常维护事项表

事项	内容
运行状态	1. 查看教学门户页面显示是否正常 2. 查看各模块功能是否正常 3. 查看短信服务是否正常
关键服务	4. 关注域名证书是否正常，有效期到期前注意及时更新
日志监控	5. 查看短信发送日志，检查有无报错或异常 6. 筛查登录日志，有无异常访问情况 7. 备份服务器后台日志，分析异常情况
安全管控	8. 采用加密传输、文件加密存储 9. 动态验证码校验 10. 密码安全复杂度配置检查 11. 限制同一 IP 请求次数 12. 附件上传功能限制指定格式
数据核对	13. 统计图表与业务发生数据一致性核对 14. 成绩计算、统计等数据一致性核对

七、工会管理系统

（一）系统概述

工会管理系统可实现工会会员、群体协会、业务办理、活动组织、工会福利、会员保险、工会经费等线上管理，从而提高医院工会工作效率，推动工会服务创新发展。

（二）系统功能

工会管理系统主要功能包括组织管理、人员管理、经费管理、保险管理、活动管理、职代会提案、工会福利、会员自助管理等。系统功能架构详见图 3-6-22。

（三）系统角色管理

根据不同岗位职责定义工会管理员、工会干部、工会会员等各类角色权限。

1. 工会管理员权限　管理会员信息、管理干部信息、管理工会机构信息、管理群体协会信息、管理活动申请审批、福利品管理、管理工会小组经费、管理会员保险信息。

2. 工会干部权限　管理对应会员及群体协会会员信息。

3. 工会会员权限　查看本人会员信息、保险信息、活动报名。

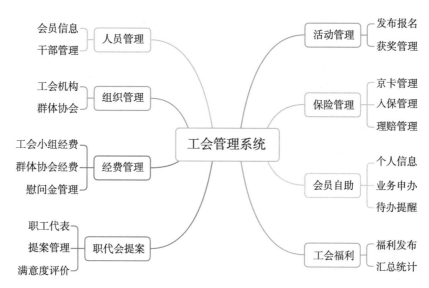

图 3-6-22 工会管理系统功能架构图

（四）交互关键点

工会管理系统数据库与医院集成平台对接，通过消息通道接收人员数据、科室数据，系统交互如图 3-6-23 所示。

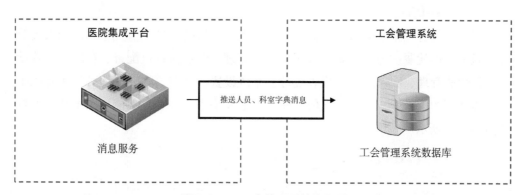

图 3-6-23 工会管理系统交互图

（五）建设风险点

1. 工会管理系统包含会员信息、会费信息、工会保险等重要数据信息，为保证数据安全，需要按照不同岗位分配不同访问权限。

2. 工会管理系统需要获取院内人员及科室数据，为保证数据的准确性和唯一性，避免信息重复录入，应与医院集成平台对接，获取人员信息。

3. 要保证工会数据的完整可追溯，应进行定期工会数据全量备份，定期检查数据任务备份状态。

（六）日常维护

岗位日常维护工作详见表 3-6-8。

表3-6-8　岗位日常维护事项表

事项	内容
运行状态	1. 查看工会管理系统各模块是否正常 2. 查看数据库服务器存储空间是否充足
关键服务	3. 查看中间层运行效率 4. 日志压缩优化 5. 数据库检索优化
日志监控	6. 登录日志有无异常行为 7. 操作日志记录查看是否正常 8. 交互接口日志是否正常

八、餐饮管理系统

（一）系统概述

餐饮管理系统包括职工就餐管理和住院患者营养订餐两部分，均采用线上线下一体化服务模式，患者和职工可通过微信服务号进行就餐账户充值、订餐、结算、查询明细，同时提供线下窗口及床旁PDA（掌上电脑）订餐服务，系统支持联动饮食医嘱推荐餐饮套餐智能化应用，保障医疗质量的同时提升餐饮服务水平。

（二）系统功能

职工就餐管理系统为医生、护士、管理人员、后勤人员、研究生和医辅人员等各类职工提供就餐服务，主要功能包括卡务管理、营业窗口机配置、存取款、移动餐饮、营业管理、数据查询、报表统计、系统设置。其中，移动餐饮可为医院职工提供移动端的就餐账户绑定、充值、职工订餐及手术室订餐等功能。系统功能架构如图3-6-24所示。

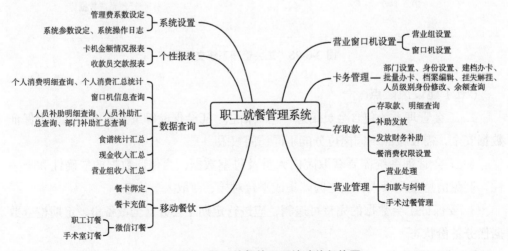

图 3-6-24　职工就餐管理系统功能架构图

营养订餐系统由微信订餐、PDA 订餐、营养订餐管理和伙食费管理四大模块组成，支持住院患者和陪护人员微信订餐和床旁订餐，患者出院时直接线上办理餐饮结算。系统功能架构如图 3-6-25 所示。

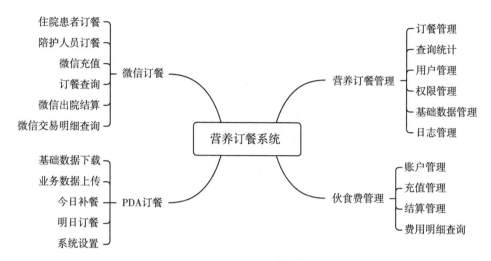

图 3-6-25　营养订餐系统功能架构图

（三）系统角色管理

1. 系统管理员权限　可对用户、角色、权限、基础字典进行初始化，具备用户管理、权限管理、基础字典、日常操作、订餐管理、查询统计等权限。

2. 订餐员权限　负责 PDA 订餐和退餐。

3. 收费员权限　负责服务窗口的就餐账户开通、充值、结算。

4. 餐厅管理员权限　负责订餐管理、查询统计、报表打印等。

（四）交互关键点

餐饮管理系统与住院护理工作站系统、微信服务号系统集成，采用跨多层网络结构安全传输模式，实现数据安全交互，如图 3-6-26 所示。

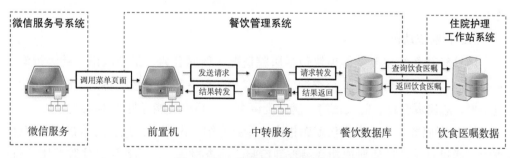

图 3-6-26　餐饮管理系统交互图

（五）建设风险点

1. 系统涉及线上充值，应具备完整的对账机制，包括线上及线下应用数据对账。

2. 系统线下应用窗口 POS 机（电子付款机）及手持 PDA 离线时应确保数据上传完整性，避免数据丢失风险。

（六）日常维护

岗位日常维护工作详见表 3-6-9。

表 3-6-9　岗位日常维护事项表

事项	内容
运行状态	1. 检查各功能模块是否正常，存储空间是否充足 2. 窗口 POS 机联网状态 3. 服务器 CPU、内存使用率巡检 4. 查询数据库备份是否正常
关键服务	5. 检查接口服务是否正常
日志监控	6. 检查系统登录日志是否正常 7. 检查操作日志是否正常
安全管控	8. 检查微信 URL 传参加密是否正常
数据核对	9. 对数据库备份进行定期恢复验证，检查数据备份是否正常 10. 统计报表数据一致性核对

九、网站管理系统

（一）系统概述

医院官方网站是公众了解医院的重要渠道，不仅承担面向社会宣传信息的职能，同时还承担部分医疗服务职能，随着北医三院信息化的持续发展，网站管理系统与医院集成平台、数据中心交互，打通医院信息共享实现互联互通，方便患者就医信息查询，在宣传医院医教研最新成果、报道医院重大事件、发表职工原创科普、向公众传播疾病预防诊治常识和健康养生知识等方面发挥着积极作用。

（二）系统功能

网站管理系统主要功能模块包括医院概况、新闻公告、最新医讯、就医指南、专家介绍、出停诊信息、综合查询、健康宣教、科室特色、教学科研、医院文化、电子报、志愿者管理、院长信箱、满意度调查等。系统功能详见图 3-6-27。

1. 患者服务　为患者提供就医指南、专家介绍、出停诊信息、药品查询等信息查阅，通过身份认证注册成功登录查询检验、检查报告、门诊费用、住院费用、就诊记录以及体检报告等。

2. 公众宣传　发布医院新闻公告、推送医疗新技术和健康科普知识，展示医院重点学科、教学科研情况以及医院综合服务等信息。

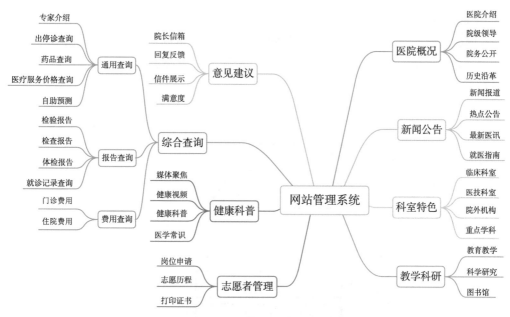

图 3-6-27 网站管理系统功能架构图

3. 网站后台管理 具有医院站点及科室子站点，科室信息员负责维护科室网页栏目及文章的上稿，科室主任审批发布到网站系统，管理部门负责医院网站内容的发布。所有页面都采取分权审核机制，并及时发布新闻稿件，保证内容的时效性。

（三）系统角色管理

1. 公众患者权限 可以查看医院的新闻公告、健康科普、就医指南、专家介绍、等相关信息；同时可以通过院长信箱、满意度调查反馈意见及建议；还可查询检验报告、检查报告、门诊费用、住院费用、就诊记录以及体检报告等。

2. 志愿者权限 可以在线注册登录、申请岗位、查阅志愿历程，累计达到相应的服务时长可以申请打印志愿历程及服务证书。

3. 志愿者审核管理权限 具备志愿者后台审核、安排培训、签到管理、岗位统计、志愿历程统计、证书发放等权限。

4. 意见建议管理权限 可审核回复意见建议、统计分析满意度结果、导出报表。

5. 科室信息员权限 可新建、编辑本科室网页和有权限的相关栏目内容，但无签发权。

6. 科室主任权限 可新建、编辑、签发本科室的网页内容。

7. 宣传中心信息员权限 可新建、编辑、管理网站所有栏目内容，但无签发权。

8. 宣传中心主任权限 可新建、编辑、签发所有网页的内容。

9. 管理员权限 可管理维护网站发布后台以及角色管理、重置密码。

（四）交互关键点

网站管理系统的综合查询、网站内容信息与医院集成平台、医院数据中心、自助一体机系统进行交互，为保持信息的一致性，需要接口进行调用，如图3-6-28所示。

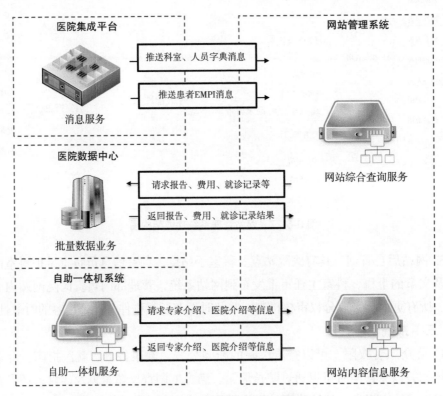

图 3-6-28　网站管理系统交互图

（五）建设风险点

1. 因涉及网站综合查询与医院集成平台、医院数据中心交互，需监测检验检查报告以及费用信息查询等数据的时效性与一致性，确保信息的准确性。

2. 网站信息发布要有严格的监管流程，建立分级审核机制，保证内容信息的安全。

3. 网站页面兼容问题尤为重要，模板设计、首页布局要满足自适应，兼容电脑端和移动端主流浏览器。

4. 应做好网站设计稿、模板及源代码等数据备份，以防模板及系统更新时出现数据丢失，防止数据遭受黑客攻击，影响正常业务。

5. 临床科室网页必备栏目锁定（如专家介绍、出诊信息、科室简介），格式要求统一，防止更改后导致页面报错、显示异常，其他栏目模板可以灵活配置。

6. 网站发布系统搭建了负载均衡，由于网站访问量很大，要巡查系统性能、响应效率等。

7. 在网站安全防护方面需加强措施，增加防篡改功能，防止恶意修改页面内容，保证网站内容安全。

8. 应建立数据备份机制，每天增量备份，每周全备份，每天检查备份任务状态，确保系统数据备份的完整性。在升级系统功能时要及时备份应用程序，充分测试，避免对现有程序造成影响。

9. 网站服务系统搭建了负载均衡，由于网站服务访问量很大，要巡查系统性能、响应效率等。

（六）日常维护

岗位日常维护工作详见表 3-6-10。

表 3-6-10　岗位日常维护事项表

事项	内容
运行状态	1. 查看网站各页面是否正常 2. 查看发布后台文件上传有无异常 3. 监测页面的空链、错误链，及时修改 4. 网站综合查询注册、登录、查询是否正常显示 5. 查看稿件发布服务是否正常
关键服务	6. 综合查询服务是否正常运行 7. 志愿者服务是否正常 8. 查看为自助一体机系统提供的接口服务 9. 数据库备份是否正常，备份数据磁盘空间排查
日志监控	10. 查看 SSL 证书是否正常，有效期到期前注意及时更新 11. 系统日志有无异常信息
安全管控	12. 密码加密 13. 防篡改日志监测 14. 域名解析管理及 DNS 解析

（王梦莹　王文波　张　然　易　楠　周恒晔　闫树枝

邓晨辉　谷今一　张春竹　邓文罡）

第七节　科学研究系统建设

一、科研管理系统

（一）系统概述

科技创新是高质量发展的创新之道，通过科研管理系统进行科研课题、科研成果、科研经费、科研人员、绩效考核等科研项目全生命周期管理，可实现科研工作从项目申报到档案归档的全流程追溯，提高整体医院科研实力，调动科研人员的工作积极性，为医院科研部门科学化、规范化管理提供强有力的决策依据。

（二）系统功能

科研管理系统主要功能包括项目管理（纵向课题、横向课题、科研经费、申报评审）、成果管理（论文、著作、知识产权、科技成果）、学术活动、评估决策、科研办公、科研队伍、角色管理等。系统功能详见图 3-7-1。

1. 项目管理　可实现对纵向课题项目申报、项目评审、项目立项、项目变更、项目中期检查、项目结项等过程的管理；可对横向课题的合同管理、合同变更、合同结项等过程进行管理；并在项目管理中实现对项目经费的管理。

2. 成果管理　主要包含对论文、著作、知识产权、科技成果等进行管理。由科研人员录入成果，上传成果证明文件，经科研管理部门审核通过后纳入成果管理，方便调阅。

3. 评估决策　可提供多种科研统计分析报表、可灵活配置报表，可以通过综合查询对科研项目、成果等多维度联合查询，支持设置科研考核及评估方案。

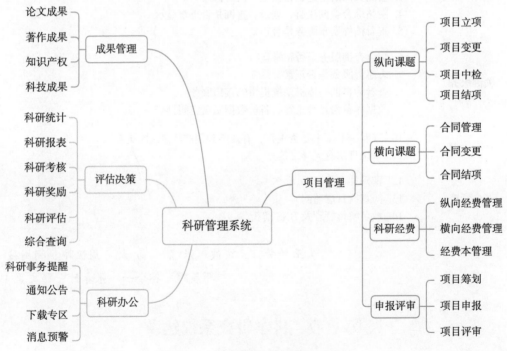

图 3-7-1　科研管理系统功能架构图

（三）系统角色管理

1. 科研人员权限　科研人员可以在系统中管理自己的科研项目、经费支出、科研成果等。

2. 科研秘书权限　负责本科室的各项科研管理业务，具体包括科研人员、科研项目、科研成果、学术活动等数据的审核管理工作以及科室的科研考核工作。

3. 科室主任权限　负责本科室下的各项科研管理业务及数据的审核。

4. 科研处管理员　主要对各自负责的科研模块进行业务数据上的审核、管理维护，具备管辖模块的所有操作权限。

5. 科研处处长权限　可查看全院科研信息，并具备所有业务操作权限以及各业务审批最终决定权。

6. 相关协同管理权限　面向财务处、教育处、人事处、医务处等管理部门，可查看科研项目信息、课题管理、科研队伍、科研成果、科研队伍等。

（四）交互关键点

科研管理系统与财务、教学、人事等管理系统有较多交互，科研管理系统从医院集成平台同步科室、人员信息，从教学管理系统读取教学课题、论文等；同时科研管理系统为财务、教学、人事系统提供科研项目档案、经费信息共享，为确保信息的一致性，需要接口进行调用，系统交互如图 3-7-2 所示。

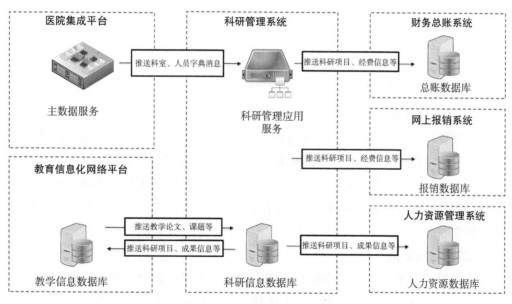

图 3-7-2　科研管理系统交互图

（五）建设风险点

1. 科研管理系统与医院集成平台对接交互，同步科室及人员信息，需每天查看日志分析同步数据的时效性及一致性，保证数据的准确性。

2. 科研管理系统为其他系统提供科研项目档案及经费信息，需监测查看以保证推送的信息准确。

3. 需查看备份计划任务，确保系统备份的完整性，务必在非工作时间升级系统功能，要及时备份应用程序，充分测试，避免对现有程序造成影响。

4. 需查看服务器系统性能、响应效率，确保科研管理系统正常稳定运行。

（六）日常维护

岗位日常维护工作详见表 3-7-1。

表 3-7-1　岗位日常维护事项表

事项	内容
运行状态	1. 科研管理系统登录是否正常 2. 查看科研管理服务器的运行状态 3. 科研管理系统服务是否正常
关键服务	4. 数据库备份是否异常，备份数据磁盘空间排查 5. 科研管理系统与其他系统交互服务是否正常
日志监控	6. 查看登录日志、操作日志有无异常 7. 查看服务器系统日志有无异常信息
安全管控	8. 密码加密，复杂度设置 9. 角色维护权限设置
数据核对	10. 科研报表数据核对

二、伦理管理系统

（一）系统概述

伦理管理系统可优化伦理审查过程，在研究过程中进行必要的跟踪审查及补充审查，为伦理管理和审查工作提供信息化支持手段。系统一方面可简化伦理基础信息录入，规范伦理审查流程；另一方面可简化人工流程，提升伦理审查效率和完整性，提高伦理项目管理的准确性，进而保护受试者合法权益，保障医疗安全，促进医学科学的发展。

（二）系统功能

伦理管理系统主要功能模块有人体伦理项目管理、动物伦理项目管理、遗传资源、伦理统计、专家评审库等。人体伦理项目和动物伦理项目管理实现了项目申请、立项、专家评审、快速审查、跟踪审查、结题审查、进程报告等流程化管理及统计。遗传资源管理实现了项目负责人提交项目相关信息及证明材料、伦理办公室初审、根据修改意见提交证明文件、终审打印等管理功能。系统功能详见图 3-7-3。

（三）系统角色管理

1. 科研人员权限　具备提交伦理申请、上传材料、查看审核进程等操作权限。

2. 伦理秘书权限　对各自负责的伦理项目进行业务数据上的审核，组织上会、分配专家等，具备管辖模块的所有操作权限。

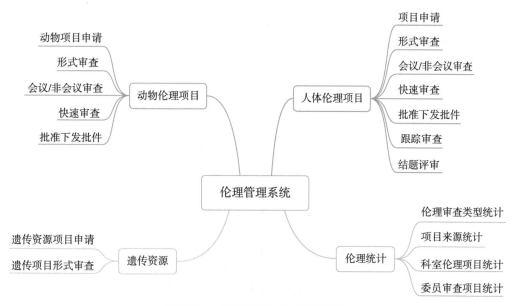

图 3-7-3 科研管理系统功能架构图

3. 伦理委员会专家权限　可查看、评审伦理项目。

（四）交互关键点

伦理管理系统需要与医院集成平台同步科室及人员信息，与教学信息化网络平台对接教学论文、课题等，为保持信息的一致性，需要接口进行调用，系统交互如图 3-7-4 所示。

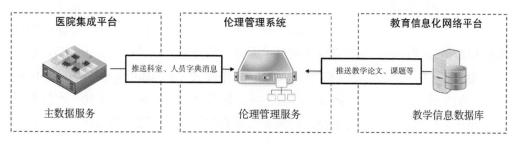

图 3-7-4 伦理管理系统交互图

（五）建设风险点

1. 伦理管理系统与医院集成平台对接交互，同步科室及人员信息，需每天查看日志分析同步数据的时效性及一致性，保证数据的准确性。

2. 伦理管理系统上传的附件数量多，占用空间较大，为保障系统正常稳定运行，需每月关注存储空间，及时扩容。

3. 伦理管理系统属于互联网业务，需监测后台日志，分析访问用户行为，防止恶意攻击。

4. 需查看备份计划任务，确保系统备份的完整性，务必在非工作时间升级系统功能，要及时备份应用程序，充分测试，避免对现有程序造成影响。

5. 需查看服务器系统性能、响应效率，确保伦理管理系统正常稳定运行。

（六）日常维护

岗位日常维护工作详见表3-7-2。

表 3-7-2　岗位日常维护事项表

事项	内容
运行状态	1. 登录伦理管理系统是否正常 2. 查看伦理管理服务器的运行状态 3. 伦理管理系统服务是否正常
关键服务	4. 伦理管理系统与其他系统交互服务是否正常 5. 查看附件存储空间是否充足 6. 数据库备份是否异常，备份数据磁盘空间排查
日志监控	7. 查看 SSL 证书是否有效 8. 查看登录日志、操作日志有无异常 9. 查看服务器系统日志有无异常信息
安全管控	10. 密码加密，复杂度设置
数据核对	11. 伦理统计报表数据核对

三、临床试验管理系统

（一）系统概述

临床试验管理系统（clinical trial management system，CTMS）是以药物临床试验机构对试验项目的高效全程管理和技术服务为出发点，以《药物临床试验质量管理规范》（GCP）和医院药物临床试验标准操作规程（standard operation procedure，SOP）为依据，为实现各专业临床试验实施的标准化、专业化、系统化、流程化管理，促进临床试验的规范化实施，提高临床试验的质量而建设的信息化管理与技术服务平台。

（二）系统功能

1. 临床试验项目全流程管理　可连接院内外人员（如申办者、临床试验机构、伦理委员会等），支持临床试验项目立项、伦理审查、协议签署、试验实施、试验结题等流程管理功能以及质控管理、不良事件登记、试验文件管理等其他功能。

2. 临床试验受试者规范化管理　支持受试者招募、筛选、入组、访视、脱落全过程闭环管理，同时将试验身份标识实时同步至医院信息系统，如门诊和住院医生工作站等，实现根据试验身份标识智能判别能否开具免费试验医嘱项目，当试验身份失效时系统将自动提醒无法开具。

3. 临床科研一体化联动功能　通过对接医院信息系统，实时同步受试者试验身份标识及所属项目信息，并基于集成平台将同步的信息转发至各业务系统。一体化联动机制的设计，不仅能够实现医院各业务系统对受试者试验身份的有效甄别，同时保障了后续临床试验相关业务功能在本系统中的多样化拓展。系统功能及流程详见图3-7-5。

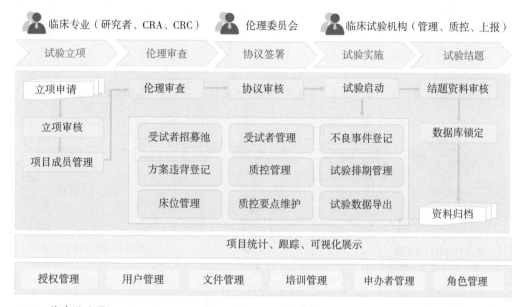

CRA：临床监查员，clinical research associate；CRC：临床协调员，clinical research coordinator

图3-7-5　临床试验管理系统功能及流程图

（三）系统角色管理

1. 管理员权限　具备系统全部功能权限，主要为医院信息中心系统管理人员使用。

2. 临床试验机构权限　具备所有临床试验项目的流程管理、质控管理、培训管理、统计分析等功能权限，主要为医院药物临床试验机构使用。

3. 临床研究团队权限　具备经授权的临床试验项目管理、受试者管理等功能权限，主要为医院开展各临床试验的研究团队使用。

4. 伦理人员权限　具备经授权的临床试验项目立项、伦理审批、协议签署信息查看等功能权限，主要为医院伦理委员会使用。

5. 院外专业人员权限　具备经授权的临床试验项目信息查看、受试者管理等功能权限，主要为项目申办方、临床研究协调员（clinical research coordinator，CRC）等院外人员使用。

（四）交互关键点

1. 科室人员字典信息获取接口　通过与医院集成平台的实时消息服务交互

获取。

2. 受试者试验标识信息同步接口　通过与医院集成平台接口交互，同步受试者试验标识信息，集成平台将试验标识作为新的消息节点添加至检验申请、检查申请等实时消息服务中，推送至第三方消息订阅系统，如门诊、住院医生工作站等，实现试验标识在多系统的互联互通。

3. 试验项目和受试者信息同步接口　通过与临床试验用药品管理系统、临床试验电子病历系统的接口交互，同步试验项目和受试者信息。以上接口交互关键点如图 3-7-6 所示。

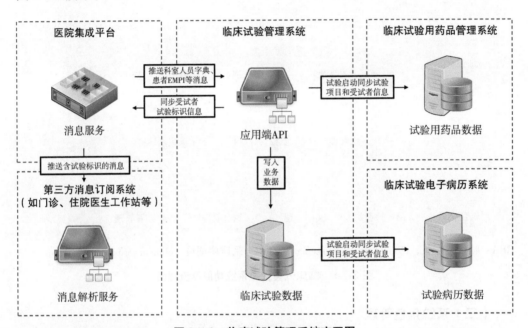

图 3-7-6　临床试验管理系统交互图

（五）建设风险点

1. 临床试验管理流程涉及院内、院外多类人员，不同类别人员功能操作权限和项目查看范围权限各不相同，系统建设应从功能层面和项目层面双重角度，设计精准严密的逻辑和规则进行权限控制。

2. 为打破临床试验数据孤岛，临床试验核心数据需同步至医院其他多个系统，涉及多系统交互，需关注数据一致性。

3. 临床试验管理涉及文件管理和数据管理业务，系统建设应合理评估资源占用空间，并设计完备的数据备份机制，上线后定期监测服务器运行状态、数据备份情况等，避免内存过载和数据丢失。

（六）日常维护

岗位日常维护工作详见表 3-7-3。

表 3-7-3　岗位日常维护事项表

事项	内容
运行状态	1. 各功能模块服务响应是否成功 2. 核心界面（如项目总览、受试者总览等）加载速度是否正常 3. 定期查看服务器运行状态是否正常，如 CPU 使用率、磁盘空间等
关键服务	4. 查看关键模块业务流和数据流是否正常，包括试验项目管理、受试者管理等 5. 查看关键接口服务同步是否正常，包括项目信息接口和受试者试验标识接口等
日志监控	6. 异常和错误日志跟踪
安全管控	7. 系统登录时用户密码和验证码双重校验 8. 试验数据导出隐私脱敏，范围与权限严格限制 9. 定期安全漏扫，根据漏扫报告及时修复漏洞
数据核对	10. 同步至其他系统的受试者标识信息和本系统的数据一致性核对 11. 统计报表与项目表单数据一致性核对

四、临床试验用药品管理系统

（一）系统概述

临床试验用药品管理系统是以药物临床试验机构中心药房对试验用药品的集中化管理为出发点，基于医院试验用药品管理规范，通过条码识别、收（发）药信息的自动验证以及电子处方的流转审核，为实现临床试验用药全流程可标识、可跟踪而建设的信息化管理平台。

（二）系统功能

临床试验用药区别于普通用药，具备包装规格多样、药物品目不固定、多种药物混合包装、未服用药品和外包装均需回收等特点，较难纳入普通药房管理，因此，搭建独立的 GCP 药房及配套专用系统是当前行业主流建设模式。

临床试验用药品管理系统除需具备药品库存管理、查询统计、报表管理等常规功能外，还应支持临床试验用药品试验前准备（如药品分装管理、试验剂量维护、给药规则维护、药品盲态规则设置）、药品接收、处方及回收单开具、药品发放、药品回收及退回等全流程闭环管理功能。系统功能及流程详见图 3-7-7。此外，系统将研究者处方及回收单开具功能嵌入至门诊及住院医生工作站中，实现临床科研一体化联动和一站式管理。

（三）系统角色管理

1. 管理员权限　具备系统全部功能权限，主要为医院信息中心系统管理人员使用。

2. 药师权限　具备试验药品接收、分装、存储、发放、回收、退回、处方审核等功能权限，主要为医院临床试验机构中心药房人员使用。

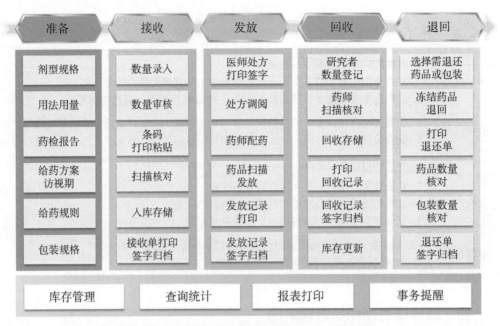

图 3-7-7　临床试验用药品管理系统功能及流程图

3. 研究者权限　具备开具试验药品处方及回收单、发药记录查询等功能权限，主要为医院开展各临床试验的研究者使用。

4. CRC 权限　具备开具试验药品回收单功能权限，主要为临床试验研究项目 CRC 使用。

（四）交互关键点

1. 试验项目和受试者信息获取接口　通过与临床试验管理系统的接口交互获取。

2. 试验研究处方和普通诊疗处方开具功能的集成　通过与门诊及住院医生工作站集成实现。以上接口交互关键点如图 3-7-8 所示。

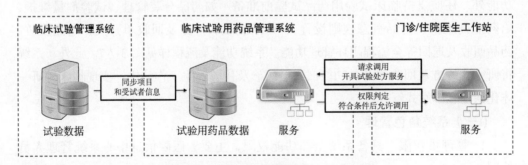

图 3-7-8　临床试验用药品管理系统交互图

（五）建设风险点

1. 因涉及从第三方系统同步试验项目信息和受试者信息，需定期关注数据同步是否完整、及时、准确等。

2. 药品全过程电子化管理流程应当遵循医院 SOP 设计，系统建设需依据不同试验阶段对关键环节操作进行功能和权限上的限制，如试验启动前系统限制不允许开药、发药等。

（六）日常维护

岗位日常维护工作详见表 3-7-4。

表 3-7-4　岗位日常维护事项表

事项	内容
运行状态	1. 各功能模块服务响应是否成功 2. 核心界面数据（如药品数据、项目立项数据、受试者数据等）是否加载正常
关键服务	3. 查看药品闭环管理业务流和数据流是否正常 4. 查看门诊 / 住院医生工作站调用集成试验处方开具功能是否正常 5. 查看同步试验项目和受试者信息的接口服务是否正常
日志监控	6. 异常和错误日志跟踪
安全管控	7. 系统登录时用户密码和验证码双重校验 8. 试验数据导出隐私脱敏，范围与权限严格限制 9. 定期安全漏扫，根据漏扫报告及时修复漏洞
数据核对	10. 项目立项信息与临床试验管理系统中的信息核对 11. 统计报表与项目表单数据一致性核对

五、临床试验电子病历系统

（一）系统概述

临床试验电子病历系统是专为临床试验研究打造的电子化数据采集与管理平台，基于临床试验行业规范和监管机构统一的数据质量标准，对接医院检验信息系统、影像系统、医院数据中心等系统，支撑临床研究数据高效采集和智能质控，覆盖临床试验研究数据管理全流程，助力科研成果高效产出。

（二）系统功能

1. 临床试验病历模板配置与录入　支持按照试验方案个性化配置研究病历模板；支持 PC 端、PAD 端多端病历录入，PAD 端可实现离线存储；支持扫腕带快速切换受试者、扫工牌快速切换研究员用户等。

2. 临床试验智能路径　支持按照试验方案个性化配置试验路径，包括试验排期、试验工作项、访视计划等，实现试验过程自动管控、待办事项提醒、工作计划自动顺延等，避免时间超窗、病历数据缺失等方案违背情况。

3. 临床试验源数据自动采集与追溯　通过对接医院各业务系统，实现受试者检验及检查结果数据自动回填至病历；支持床旁体征监测仪器数据直采，如心电图机、中央监护仪等；支持研究病历操作留痕、源数据查阅追溯等。

4. 临床试验质量监控与预警　支持过程质控、逻辑监控、完整度监控等数据质量自动核查；支持不良事件预警、超窗预警、合并用药监控；基于数据脱敏规则建立核证副本，支持开展远程监查、数据质询等业务。临床试验电子病历系统架构如图 3-7-9 所示。

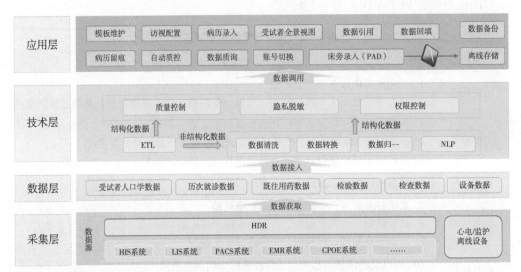

CPOE：计算机化医生医嘱录入系统，computerized physician order entry

图 3-7-9　临床试验电子病历系统架构图

（三）系统角色管理

1. 管理员权限　具备系统全部功能权限，主要为医院信息中心系统管理人员使用。

2. 数据采集类权限　具备研究病历填写与修改、源数据查阅与引用、受试者全景视图查看、研究进程一览等功能权限，主要为医院各临床试验研究团队中的研究者、试验操作医生、试验操作护士使用。

3. 数据管理类权限　具备研究病历模板维护、数据自动采集规则维护、数据逻辑规则维护、数据核查与质询等功能权限，主要为医院各临床试验研究团队中的数据管理员使用。

（四）交互关键点

1. 科室人员字典信息获取接口　通过与医院集成平台的实时消息服务交互获取。

2. 试验项目和受试者信息获取接口　通过与临床试验管理系统的接口交互获取。

3. 受试者试验源数据获取接口　通过与医院数据中心的接口交互获取受试者检验、检查等结果数据；与影像数据中心平台接口交互获取受试者影像数据；与心电、监护等设备接口交互获取研究型病房受试者床旁设备数据。以上接口交互关键点如图 3-7-10 所示。

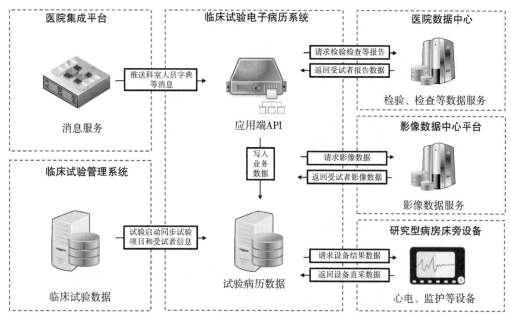

图 3-7-10 临床试验电子病历系统交互图

（五）建设风险点

1. 不同临床试验的研究病历模板差异性较大，系统应设计灵活的模板编辑器，以满足不同研究的个性化要求。

2. 国家监管机构对临床试验数据质量有严格要求，需确保试验数据记录准确、完整与及时，系统应设计完备的数据备份机制、离线存储功能及逻辑核查等功能。

3. 研究病历中自动回填数据应确保和源系统数据一致，设计数据回填机制时，应重点关注及核对不同系统间数据元的匹配映射关系。

4. 与医院多个系统对接集成，需重点关注接口服务的稳定性和流畅性。

（六）日常维护

岗位日常维护工作详见表 3-7-5。

表 3-7-5 岗位日常维护事项表

事项	内容
运行状态	1. 各功能模块服务响应是否成功 2. 核心界面（如研究病历、核证副本等）加载速度是否正常
关键服务	3. 查看研究病历模板和访视计划功能是否正常 4. 查看病历填写、电子签名、修改留痕功能是否正常 5. 查看数据助手服务是否正常 6. 查看受试者全景视图服务是否正常

续表

事项	内容
日志监控	7. 异常和错误日志跟踪
安全管控	8. 系统登录时用户密码和验证码双重校验 9. 试验数据操作留痕可追溯 10. 试验数据界面用户水印留痕 11. 建立试验研究病历核证副本 12. 定期安全漏扫，根据漏扫报告及时修复漏洞
数据核对	13. 受试者总览数据与临床试验管理系统中的数据一致性核对 14. 核证副本与研究病历中的源数据一致性核对 15. 研究病历中自动回填数据与源系统数据一致性核对 16. 数据助手、受试者全景视图中受试者信息与源系统数据一致性核对

六、科研成果转化系统

（一）系统概述

科研成果转化系统可实现医院科技创新成果转化的线上全流程管理，通过与合同管理系统、HRP资产模块的联动，将合同、资产与转化过程相关联，有效促进医院资产信息与智慧化转化流程的结合管理，使科技创新成为推进公立医院高质量发展的强大动力。

（二）系统功能

系统支持科研处对无形资产成果维护，科研成果转让时创建转让申请，财务处确认申请变更资产状态。科研处录入到账信息，财务处确认收款，科研处根据整体科研贡献度维护，进行总体支出分配与分配明细，财务确认分配生成凭证，并同步凭证到财务总账系统，完成科研成果转化流程，最终生成相关报表统计。系统功能及流程详见图3-7-11。

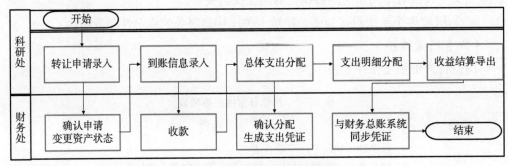

图 3-7-11　科研成果转化流程图

（三）系统角色管理

1. 科研处归口管理岗位权限　具备无形资产（专利等成果）维护、科研贡献度维护、录入转让申请、录入到账信息、录入总体支出分配、录入明细支出分配权限。

2. 科研成果转化办公室审核权限　具备审批转让申请、审批到账信息、审批总体支出与支出明细权限。

3. 财务处资产管理权限　具备资产转让确认、核对资产卡片权限。

4. 财务处会计岗位审核权限　具备生成明细支出分配明细权限。

（四）交互关键点

科研成果转化系统与合同、资产模块具有较多交互，为保持合同与资产编号的一致性，需要接口进行调用，对于到账分配环节，需要录入分配明细，因此人员信息需与人力资源管理系统一致，从医院集成平台获取人员消息，保持人员字典一致性。系统交互如图3-7-12所示。

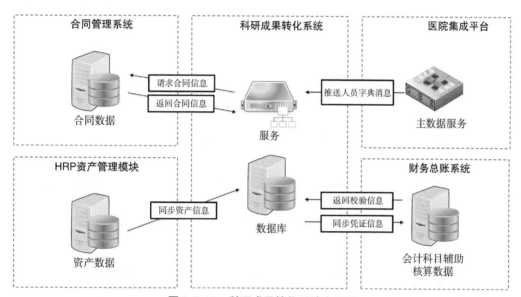

图 3-7-12　科研成果转化系统交互图

（五）建设风险点

1. 资产信息变动涉及科研成果转化系统、HRP系统资产管理模块、财务总账系统等多系统信息交互，需关注数据一致性，可通过一致性验证的方式对错误信息及时预警。

2. 因科研成果转化业务正常流程及周期均较长，因此要在系统设计时做好数据备份机制，避免后期因功能迭代更新带来历史状态不一致问题。

（六）日常维护

岗位日常维护工作详见表3-7-6。

表 3-7-6　岗位日常维护事项表

事项	内容
运行状态	1. 各录入表单可正常提交 2. 可正常导入分配表格，各次提交单据状态正常
关键服务	3. 查看待审批是否正常 4. 每日确认数据备份情况，每日凌晨全数据库备份
日志监控	5. 错误日志跟踪
安全管控	6. 最小用户管理原则 7. 密码加密
数据核对	8. 资产卡片与台账一致性核对 9. 统计报表与流程表单数据一致性核对

（闫树枝　邵红琳　王梦莹）

第四章 数智创新 示范引领

第一节 互联网医院

一、系统概述

互联网医院系统是依据《国务院办公厅关于促进"互联网＋医疗健康"发展的意见》等文件精神，建设包含患者端、医生端、管理后台三个部分的院内外联通诊疗服务平台。系统采用主流互联网技术架构，对接院内信息系统，基于线上移动端提供覆盖诊前、诊中、诊后的线上线下一体化诊疗服务。利用互联网在医疗服务中方便、快捷、高效和普惠的优势，有效缓解医疗资源配置不均衡与日益增加的健康医疗需求之间的矛盾。

二、系统功能

患者端可实现患者线上完成预约挂号、报告查询、在线咨询、在线复诊等功能。医生端包含在线回复、在线写病历、在线开处方、在线开检查检验单等功能，可实现在线接诊，碎片化时间为患者答疑解惑，复诊开方开单，有效节省患者来院时间。管理后台包含反馈管理、订单管理、医生科室管理、报表导出等功能，可实现互联网医院系统的集中化展示与管理，协助管理员对线上诊疗进行监管与质控。系统功能架构详见图4-1-1。

三、系统角色管理

1. 信息管理权限　具备系统全部功能权限，主要为信息中心管理人员使用。

2. 医务管理权限　具备后台医务管理权限，包括订单查询、服务反馈管理、功能反馈管理等，主要为医务管理人员使用。

3. 财务统计权限　具备后台报表查询权限，包括数据统计查询、报表导出等，主要为财务管理人员使用。

4. 药物管理权限　具备后台药品相关权限，包括互联网用药管理、药师审核人员管理等，主要为药房管理人员使用。

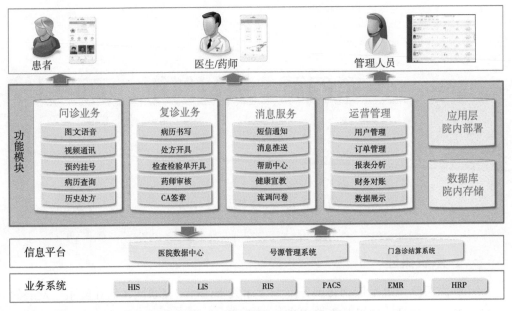

图 4-1-1　互联网医院系统功能架构图

5. 运维管理权限　具备运维相关权限，包括订单查询、功能反馈管理等，主要为运维人员使用。

四、交互关键点

1. 就诊人注册接口　患者使用移动端在线添加就诊人时，通过与医院集成平台交互实时校验患者信息，若已在院内注册，则同步已有就医卡信息，若未注册则新建电子就医卡。

2. 查询接口　患者通过移动端查询院内信息时，根据患者身份信息实时请求医院数据中心，成功后返回查询数据。

3. 电子签名接口　医生在移动端完成写病历、开处方、开检查、开检验等操作时，需输入签章密码，由电子签章服务校验有效性，生成数据流，返回校验结果。

4. 诊疗数据接口　医生通过移动端提交诊疗数据，如诊断、病历、处方等，经由互联网医院系统提交诊疗数据至院内信息系统，实时写入诊疗数据。

5. 第三方服务接口　患者通过移动端使用接入互联网医院系统的第三方服务时，通过分发方式传递第三方服务所需请求信息，验证通过后第三方服务返回可访问地址及数据供患者使用。上述交互关键点详见图 4-1-2。

五、建设建议点

1. 在建设过程中，应充分考虑系统关键业务点发生异常时的处置方法，预留合理适当的应急方案，如切换备用服务接口、数据备份定时同步等。

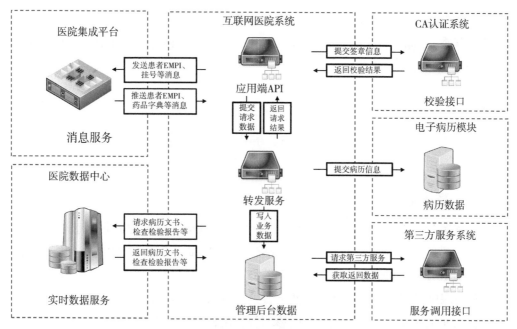

图 4-1-2 互联网医院系统交互图

2. 互联网医院业务整体仍处于不断发展更新的阶段，因此在建设前，除对目前已有业务功能进行规划外，还应考虑未来的业务功能扩充，以避免在功能扩展过程中因存储空间不足而影响已有业务进程运转。

3. 互联网医院系统涉及院内外数据交互，在服务构建上通常也涉及内外网交互，因此需要特别强调网络防护和系统安全，减少不必要的访问权限，提高网络策略等级，以避免由安全漏洞引起的业务风险。

六、创新应用

1. 构建就医新空间实现服务新模式 在国家政策指引下，依托实体医院构建医疗服务新空间，以互联网问诊为核心，提供音视频通话、线上开方、药品配送、检查检验线上开单、检查预约、线上缴费、电子票据、预约挂号、报告查询等丰富的互联网诊疗服务。支持患者诊后全流程线上复诊，同时也支持医生在线预约线下号源，实现患者线上线下双向互转的服务新模式。

2. 多系统互联互通业务高效协同 将原本分散的线上线下多渠道入口统一整合至互联网平台，实现统一门户平台，加强应用服务融合性和一体化建设，提升便捷性及易用性。同时依托互联网实现院内院外的多端移动互联，实现医疗资源上下贯通、线上线下系统联动、院内院外信息互通共享、业务高效协同。

3. 发挥技术优势创新应用打造医院品牌效应 充分发挥互联网医院平台优势，融合应用互联网、人工智能、大数据等新技术，探索数字化技术在互联网医院建设中的创新应用，拓展智能自诊、智能分诊、智能导诊等个性化服务以及免费义诊、多学科会诊（multi-disciplinary treatment，MDT）、实时问诊等多样化服务，打造独具特色的互联网医院品牌效应。

（杨朝玉）

第二节　AI辅助医学教学

一、系统概述

传统医学教育主要靠人工带教、纸质考试、背诵病例的方式进行教学，需要固定学习时间，人工成本较高。人工智能（AI）辅助医学教学APP基于医院数据中心（HDR），融合数据智能分析平台（RDR），在海量真实病例中筛选出优质病历，利用深度学习、神经网络、自然语言处理等人工智能与大数据技术，经过去隐私化、标准化处理，智能生成模拟问诊问答，由权威专家审核修订、分析处理后形成可供学生学习的模拟病例，从学生学习、教师教学、教育处管理全方位支持医学教学。

二、系统功能

系统涵盖教师端、学生端、管理端，包括教学数据整合、虚拟病例学习、多维度分析评价、全方位教学评估、一站式出科考核等功能。系统功能及流程详见图4-2-1。

1. 教学数据整合　结合教育信息化网络平台，统一教育教学相关主数据字典。汇集真实病历和学生学习数据，通过标准化处理，形成标准临床提问数据库、虚拟病例数据库和学生学习记录。

2. 虚拟病例学习　移动端在线模拟问诊、查体、检验检查开具等全诊疗流程，提供沉浸式学习模式，分级选择学习难度，提升学生临床思维能力。

3. 多维度分析评价　根据学生学习过程中的行为反馈，多角度、全方位评估学生学习情况和临床思维能力，通过图表方式清晰展现，以供师生参考。

4. 全方位教学评估　统计分析学生掌握情况，方便教师了解、对比学生学习成效。灵活配置多种评估模板，多角色、全方位评估学生临床表现。

5. 一站式出科考核　线上完成出科考核，实现申请－审批－督查－评价－成绩全流程闭环管理，为教学安排提供参考，同时能够自动测算不同角色教师工作量。

三、系统角色管理

目前系统角色主要包括学生、教师、科室教学秘书、科主任、教育处相关管理

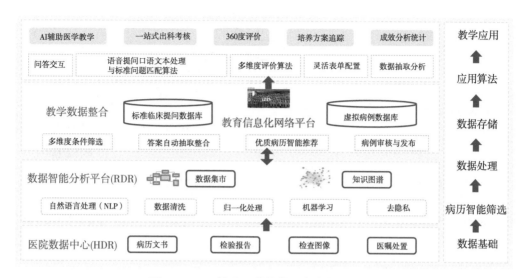

图 4-2-1 AI 辅助医学教学系统功能及流程图

角色等。

1. 学生角色 具备虚拟病例学习、培养方案查询、成绩查询、360 度评价发出及收到情况查询权限。

2. 教师角色 具备教学管理、考试管理、工作量统计查看权限。

3. 科室教学秘书角色 具备出科管理、360 度评价统计等功能权限。

4. 科主任角色 具备出科审批、360 度评价统计等功能权限。此外，科主任可授权科室秘书审批、调取签章。

5. 教育处角色 具备教学管理、出科管理、工作量统计、用户管理、学生管理、教师管理、配置评分表、360 度评价、表单数据管理等权限。

四、交互关键点

AI 辅助医学教学与院内教育信息化网络平台共享人员、教室、课表等主数据。为保持主数据的一致性，需要通过接口调用相关主数据字典。虚拟病例学习、工作量统计则需抽取医院数据中心真实病历分析展示。具体交互如图 4-2-2 所示。

五、建设建议点

1. 加强个人信息保护 用于教学的病例及影像均抽取真实诊疗数据，应注重患者隐私保护。系统应对数据进行去隐私处理，并对新增虚拟病例进行去隐私审核。

2. 充分评估互联网风险 上线前及上线后要定期进行系统漏洞扫描及渗透测试，保障应用安全。

3. 互联网出口多链路保障 为避免业务受到互联网出口链路状态影响，建议互联网出口使用不同运营商的多条链路，确保业务访问正常。

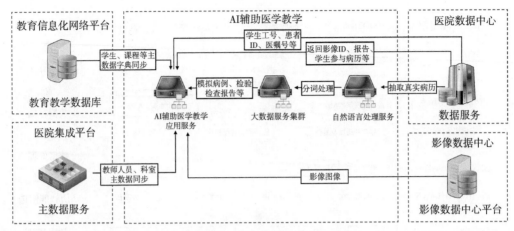

图 4-2-2　AI 辅助医学教学交互图

4. 做好资源监测　因涉及存储影像数据，存储耗用较大，易出现存储空间不足问题，必要时应扩容。

六、创新应用

1. 应用大数据技术在医院海量真实病历库中抽取真实病历，去隐私处理后供学生学习。在医院数据中心基础上，建立病历筛选标准，自动推荐优质病历。通过自然语言处理、同义词转换、排序生成最佳匹配结果等，建立标准临床提问数据，自动生成问诊、查体列表，提取入院前检查项目和结果、诊中检查检验情况等，构建完整虚拟病例，学生可查看真实病例的客观资料，帮助模拟问诊、查体、处置等全场景训练。

2. 借助人工智能技术匹配标准问答。构建标准问题库，帮助学生规范问诊查体。根据相关临床指南、文献，构建标准通用的提问话术及查体项目，并根据疾病特点、各科专家临床经验设置特定问诊问题、专科查体等，形成标准统一的疾病问诊、查体问题库。同时，对同病种、不同患者的真实诊疗信息进行数据挖掘，在分词结果中获取目标信息，运用自然语言处理技术，将完整真实的电子病历文书内容进行后结构化处理，通过机器学习在线生成问题，并在标准问题库中匹配答案。教师结合临床指南和临床经验进行最终审核修订及考点标注，满足不同病种、不同专科的个性化定制和个案特殊问题处理需求。

3. 针对不同学生的学习需求灵活设置问题难度。每个病例细分为 4 级学习难度：1 级为简单模式，为学生提供答案参考；2 级可提供干扰和错误选项；3 级需要学生自行录入较多重要得分项；4 级为全自学模式，学生需要自行录入所有问诊及查体问题。学生可选择适合其知识水平的难度，循序渐进、加深理解。

（谷今一）

第三节 传染病实时预警与智能监测

一、系统概述

传染病实时预警与智能监测系统是将人工智能新技术与专家经验智库深度融合，形成全新的辅助决策模式。通过对诊断、检查、检验结果的综合分析研判，联动全院门急诊、住院医生工作站进行智能预警、辅助决策，疾控管理部门可直观查看、实时监测并上报情况，实现一体化、自主化的传染病防控管理。

二、系统功能

系统以医院数据中心为基础，结合疾病预防控制中心（Center for Disease Control and Prevention，CDC）、气象部门等多数据，利用自然语言处理技术及机器学习技术构建传染病监控及预警引擎，通过患者诊前预问诊、诊中临床辅助决策支持、诊后疾控管理监测全模块联动，实现以样本个案信息管理为主线的动态追踪与查询，通过多源数据的整合和综合分析，实现对已知传染病趋势的分析预测、未知传染病的预警和上报管理等功能。系统功能及流程详见图 4-3-1。

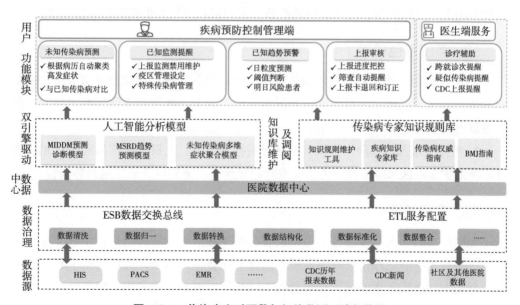

图 4-3-1 传染病实时预警与智能监测系统架构图

1. 传染病数据预处理　由于部分传染病与气候因素联系密切，为使预测模型具备考虑气候因素对传染病流行趋势影响的能力，医院传染病实时监控及预警系统除了从数据中心中获取数据外，还从国家气象数据部门网站收集获取每日温度、湿度、风力等气象数据。在应用中发现，收集到的气象数据中存在部分日期温度数据缺失的情况，对此，考虑气象数据在短时间内大幅变动概率较小，所以采用前后一段日期平均的方法进行插值处理。

2. 诊前疫情预判提醒　诊前患者预问诊是在患者预约挂号后，先将患者基本信息、病史等与疾病诊断相关的信息在就诊前提供给医生，提高医患双方的沟通效率，为医生正确和快速诊断及治疗疾病提供有效参考。在传染病监控及预警方面，通过预问诊采集患者来源地，与 CDC 疫情通报信息进行匹配，提前预判患者是否来源于疫情发生地，提醒接诊医生注意风险防护，降低医生被感染风险，同时及时提醒医院感控部门做好物资应对措施。

3. 诊中医生站 CDSS 监测上报　在疑似传染病预警提醒方面，根据《法定传染病诊断标准》，结合传染病专家知识库，对诊疗数据进行传染病疾病相关特征提取、标记，设立规则库，涵盖症状、病史、检验检查结果回报分析等，一旦认知到传染病触发条件，系统针对疑似传染病、临床确诊等 55 类辅助决策推送消息到医生电脑前端进行提醒。

4. AI 模型预警发病趋势　针对已有确诊病历数据分析，设计 AI 模型，结合人群社交流动信息以及对应的气候条件变化等多维度特征因素训练人工智能模型，从而达到以"日"为标准对传染病发展趋势进行实时预测，并可根据提供特征的完整程度自动更新迭代模型，为传染病的扩散、流行以及暴发等提供有力评估手段。

三、系统角色管理

1. 医生权限　医生端与门急诊住院医生站融合，实现一体化登录与应用，包括查看传染病预警提醒、填报传染病上报卡及相关副卡、查阅传染病诊断知识库、患者重复上报卡提醒。

2. 疾控管理部门权限　传染病发病分析查看界面、上报卡审核与直报 CDC、症状监测维护、疫区风险维护、传染病发病趋势预警、未知传染病发病趋势预警。

四、交互关键点

传染病实时预警与智能监测系统主要与医院集成平台和医院数据中心交互，通过集成平台 MQ 消息方式获取患者基本信息与检查检验结果，通过数据中心自然语言处理服务，将病历中非结构化部分转为结构化，并与传染病规则服务匹配，将预警监测结果反馈至医生端与管理部门管理端，医生上报卡数据审核后直报至中国传染病网络直报信息系统。系统交互如图 4-3-2 所示。

五、建设建议点

1. 因自然语言处理、AI 预警模型等需要较大算力，服务器资源消耗明显，在

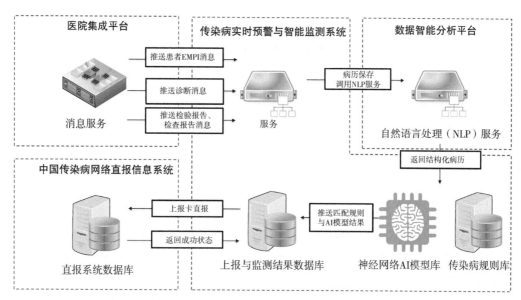

图 4-3-2 传染病实时预警与智能监测系统交互图

就医早高峰时并发量过高会导致系统卡顿，需要优化模型的同时关注卡顿问题，可优化为非忙时进行 AI 预警模型计算，从而节约资源。

2. 医生端传染病服务与后台监测服务应解耦合设计，避免因医生端服务故障导致管理后台无法使用。

3. 部分科室较少遇到传染病病历，可分级设置传染病提醒，通过个性化配置提升医生使用体验。

4. 因国家诊断标准不定期更新，在建立传染病专家知识规则库时，需要重点考虑灵活性，设置灵活可配的规则管理模式，并做好规则发布审核权限与日志监测。

六、创新应用

1. 构建基于知识与 AI 模型双驱动的传染病知识库体系　将定期更新的国家权威临床指南与专家知识纳入临床辅助决策知识库体系，同时充分利用医院海量临床数据，提取优质病历，进行 AI 模型学习，从而形成最佳推荐方案，提升传染病监测准确度。

2. 异源异构全量数据的传染病监测应用　传染病预警预测在医院数据中心基础上，结合外部数据源，将病历信息、样本检测结果、检查结果、气候等信息统筹管理，实现全信息流程监测。

3. 提出神经网络模型 MIDDM　将传染病多分类模型（multi infectious diseases diagnosis model，MIDDM）方法应用于传染病的多分类诊断预测研究，通过自编码器，进行数据归一化、稀疏数据稠密化处理，从而提升模型训练效果。在 MIDDM 模型中引入残差网络和注意力机制，提升模型性能。MIDDM 的准确率（99.44%）

明显高于XGBoost（96.19%）、决策树（90.13%）、贝叶斯（85.19%）、Logistic回归（91.26%），可提高临床传染病监测预警准确率，从而起到辅助临床传染病决策作用。

（王梦莹）

第四节　临床辅助决策支持

一、系统概述

临床辅助决策建设依托大数据及人工智能技术，对电子病历文本信息进行自然语言处理形成多层次结构化数据，处理并挖掘多维医疗数据，通过机器学习算法构建辅助诊疗模型；结合权威循证医学知识库，通过双引擎驱动构建辅助诊疗工具临床辅助决策支持系统（clinical decision support system，CDSS），为医疗机构不同角色、不同场景提供一体化全流程的智能辅助决策。

二、系统功能

临床辅助决策支持系统基于临床大数据，结合循证医学知识库，通过双引擎驱动，在门诊、急诊、住院等临床医疗场景下，支持诊前快速全面了解病史及病情发展、诊中辅助诊疗决策、诊疗全过程综合预警提醒、实时提醒病历内涵质控缺陷，并支持功能顺序及显示状态个性化设置。同时为医务医疗管控提供工具，为系统维护提供系统监控、规则管理、配置管理工具。整体系统功能架构详见图4-4-1。临床医疗场景核心功能如下。

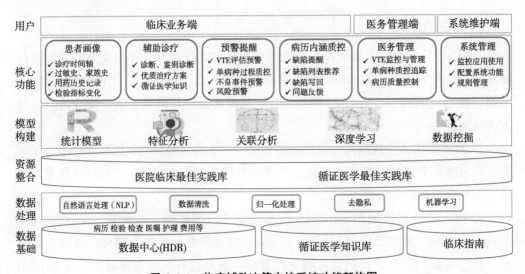

图4-4-1　临床辅助决策支持系统功能架构图

1. 患者画像　通过整合患者历史就诊记录，为医师提供患者诊疗时间轴、用药历史记录、检查检验指标变化曲线，展现过敏史、个人史、家族史等，支持诊前快速全面了解病史及病情。

2. 辅助诊疗　结合患者病史、体征推荐诊断，包含罕见病、疑难病；确诊后推荐鉴别诊断；随病情变化推荐新疾病，并展示智能推荐的主要影响因素，辅助快速确诊。推荐相似病历、本院优质治疗方案，推荐循证医学知识参考；支持量表评估，专科、术前自动核查，辅助治疗全过程。

3. 预警提醒　支持基于诊断、病历、体征、用药、检查、检验等多元数据综合预警提醒，包括静脉血栓栓塞（venous thromboembolism，VTE）评估预警、单病种过程质控预警、不良事件预警、传染病预警、一般风险预警等，并按预警等级分级提醒。

4. 病历内涵质控　在病历书写环节，实时提示质控缺陷，并显示缺陷明细，辅助修改病历；在质控环节，推荐质控缺陷列表，并同步缺陷数、扣分至业务系统，支持缺陷一键写回，辅助质控病历。

三、系统角色管理

1. 临床业务端权限　临床辅助决策支持系统与业务系统集成，登录系统后可查看当前患者画像，参考诊疗推荐及推荐因素，实时接收风险预警提醒提示；支持自主调整页面内容。

2. 医务管理员权限　通过医务管理端查看、统计、分析重要医疗指标。

3. 系统管理员权限　监控应用使用情况，配置系统功能、显示模式等。

四、交互关键点

临床辅助决策支持系统主要与数据智能分析平台、业务系统交互。数据智能分析平台的在院服务为临床辅助决策支持系统提供基础数据；知识库服务、自然语言处理服务、权限服务为临床辅助决策支持系统提供非结构化数据处理、诊疗推荐、预警提醒等基础技术支持。业务系统包括住院医生工作站、门诊医生工作站、急诊管理系统等，可为临床辅助决策支持系统提供当前患者信息。系统交互如图 4-4-2 所示。

五、建设建议点

1. 临床辅助决策支持系统实时获取多维数据、响应不同业务端不同场景的请求，尤其高峰交互时段服务并发量高，建议多服务器负载均衡，保证服务稳定、连贯。

2. 临床辅助决策支持系统作为临床辅助工具，与业务系统集成需考虑对业务系

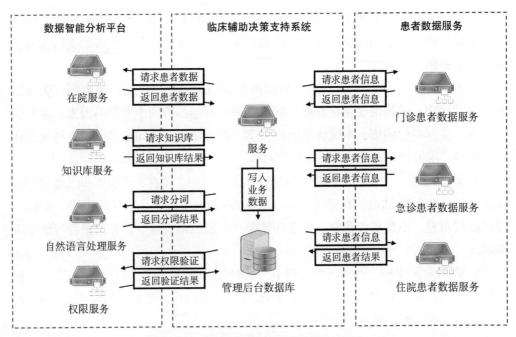

图 4-4-2　临床辅助决策支持系统交互图

统稳定性、响应速度的影响，建议采用异步通信模式。

3. 临床辅助决策支持系统预警提醒及推荐多为过程结果，应随患者病情变化而调整，建议做好过程记录及预警监测，便于后续问题跟踪及管理。

4. 因不同角色、不同专科关注点存在差异，功能设计应分类考虑，并经过临床、医务审核，在功能设置上建议支持个性化配置。

六、创新应用

1. 优质历史诊疗数据与循证医学知识库双引擎驱动打造临床辅助体系　将10余年病历数据累积的大量优质诊疗方案，通过数据挖掘、机器学习，形成最具针对性的临床诊疗方案；结合循证医学知识库作为循证参考，为临床提供要点式、精准化诊疗参考，为临床提供既有个性化又有权威的诊疗方案参考。

2. 促进以患者为中心的门急诊、住院诊疗一体化管理　门急诊、住院性质差异较大，门急诊就诊量高，追求准确与效率；住院患者周转快，需密切关注病情变化。临床辅助决策支持系统将患者门急诊、住院诊疗信息、临床评估等进行整合，连续追踪患者病情，实现以患者为中心的一体化全流程管理。

3. 透明化智能辅助推荐因素，推荐结果更具说服力　传统的智能推荐影响因素对于临床是黑匣子，推荐结果的可信度不高。通过展示智能推荐的主要影响因素，实现推荐因素透明化，让推荐结果更具说服力。

4. 临床辅助决策支持系统功能个性化配置，辅助效果更聚焦　系统功能采用模块化设计理念，使用者可自主调整功能顺序与显示状态，将其最关注的功能显示在最显著位置，使辅助效果更聚焦。

（朱声荣）

第五节 医疗智能语音应用

一、系统概述

医疗智能语音系统可将医护人员通过医疗专用麦克风口述的内容实时智能识别为指令，并实现自动执行相关业务系统命令、识别为关键词、将光标自动定位到对应位置或识别为文字、实时输出到屏幕相应位置，帮助医护人员解放双手，用口述语音代替传统的鼠标和键盘操作。系统核心为基于深度神经网络训练和海量语料库训练搭建的识别引擎，部署在高性能服务器中。

二、系统功能

1. 语音识别 智能语音识别口述内容，识别引擎基于海量医学文本数据通过N-Gram算法预测建立的语言模型和基于海量医学音频数据通过深度神经网络训练建立的声学模型，模型数据集覆盖多场景、多应用的训练，涵盖不同场景、年龄、口音、噪声等多维度信息。

2. 口述指令和关键词 基于语音识别功能，通过口述程序指令实时自动完成程序对应功能操作；通过口述关键词，实时自动定位到电子病历或医技报告对应位置；支持多种语义表达同样的功能指令；支持自定义添加和删除语音指令关键词。常用语音指令和语音关键词详见表4-5-1。

表4-5-1　常用语音指令和关键词

功能	内容	实现
指令	添加、增处方、增细目、增加诊断、删除、删处方、保存、完成、挂起、叫号、重叫、查询、患者就诊记录、检查报告、检验报告、患者统一视图、患者信息、预览、打印、加号、预约、模板、入院申请、GCP处方、处方录入、检查申请、检验申请、病理申请、电子病历、外院病历、申请修改、签名、助手、退出	支持多种语义表达相同指令；支持多系统监听识别
关键词	主诉、既往史、专科查体、查体和专科情况、辅助检查、处理意见、嘱托、现病史、个人史、治疗设计、处置	精准定位

3. 口述医学文本 基于语音识别功能，通过口述语音实时在电子病历、申请单描述、医技报告、诊断等医学文本录入处上屏口述医学文本内容，可在电子病历或

医技报告模板内口述填入对应模板元素；支持智能化医学文本识别，确保识别的准确性、专科性、实时性。医疗智能语音系统功能架构详见图4-5-1。

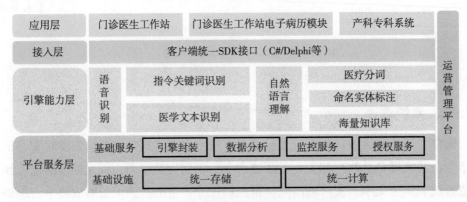

图 4-5-1　医疗智能语音系统功能架构图

三、交互关键点

1. 语音组件接口　支持多路业务系统输入交互。

2. 门诊医生站语音指令　通过调用语音组件接口与语音平台服务进行交互，返回语音识别出的指令和关键词。

3. 电子病历语音指令和关键词接口　通过调用语音组件接口与语音平台服务进行交互，返回语音识别出的指令和关键词。

4. 产科专科系统语音指令和关键词接口　通过调用语音组件接口与语音平台服务进行交互，返回语音识别出的指令和关键词。系统交互详见图4-5-2。

四、建设建议点

1. 医疗智能语音系统基于人工智能技术，服务端部署复杂算法模型引擎，建设时需充分考虑服务器配置和终端主机配置及端口供电，保证高性能和高可靠性。

2. 识别日志安全存储，需设置严格的网络安全策略、复杂密码和验证码双重策略。

3. 与业务系统对接集成时，需重点关注接口的稳定性和流畅性，涉及嵌套业务系统时应首先考虑分别对接，以确保语音接口的调用效率。

五、创新应用

1. 深度集成融合业务系统提升工作效率　全面集成系统指令、电子病历关键词，语音指令可自动执行、语音关键词可自动定位、口述内容可自动上屏，兼容传统鼠标或键盘操作方式，实现多模态操控系统和录入方式，高效提升工作效率。

2. 前沿人工智能技术高效赋能语音识别　结合信号处理、数据挖掘、统计建模

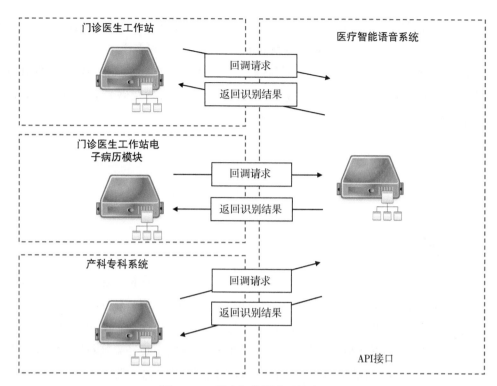

图 4-5-2 医疗智能语音系统交互图

等技术，引擎基于海量医学文本数据、多场景和多应用的发音测试集数据，基于字与词结合的深度神经网络建模技术分别建立的语言模型和声学模型，实现智能语音识别。医疗智能语音识别技术路线如图 4-5-3 所示。

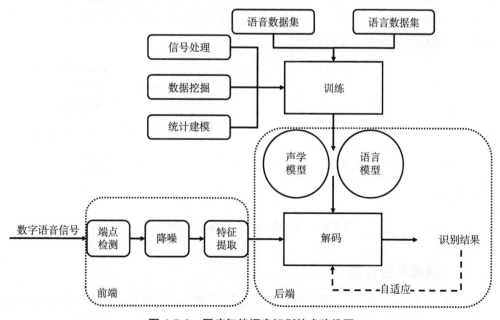

图 4-5-3 医疗智能语音识别技术路线图

3. 专科语言模型引擎满足个性化语音识别　实现系统部署在综合医院门诊多科室，满足专科词汇、不同医生表达习惯的语音识别准确性和多样性。

4. 语音接口多路数据监听实现系统联动　采用开放式统一标准 SDK（软件开发工具包，software development kit）接口，满足多个业务系统及嵌套业务系统同时调用医疗智能语音系统。

（郝文睿）

第六节　智能输血辅助分析

一、系统概述

智能输血分析系统集成患者体征、治疗、检查检验、手术、输血等多元化异构的业务数据进行整合处理，融入临床用血申请及自体输血流程，建立符合医院业务特点的输血评估专科数据库，利用人工智能技术建立符合临床用血精确预测模型，为医生临床用血提供实时精准辅助预测支持，有效解决既往凭主观经验判断问题，实现单病例精准用血，发挥血液资源更大效益，缓解用血紧张问题。系统支持临床输血评价指标检索、统计及数据分析，全面提高临床血液管理水平和科研工作效率。

二、系统功能

系统涵盖人工智能精准用血预测、自体血采集预测、临床用血管理辅助决策、输血医学智能科研辅助、精准用血系统后台管理五大功能模块，支持院前自体血采集预测、术前申请备血预测、术后输血评估和医院整体血液准备和使用情况的统计分析。系统功能架构如图 4-6-1 所示。

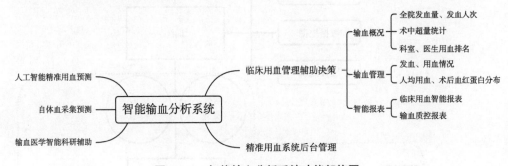

图 4-6-1　智能输血分析系统功能架构图

三、系统角色管理

1. 业务管理岗位权限　可登录临床用血管理辅助决策系统、输血医学智能科研辅助系统，查看全院、科室、医师多维度数据统计和各病种的血液申请，输注相关数据和趋势图表。

2. 系统管理员权限　负责系统管理、基础数据配置、创建业务管理人员账户。

四、交互关键点

住院医生工作站系统和预住院管理系统分别通过医院集成平台实时调用智能输血分析系统实时预测接口，分别进行患者手术用血和院前自体血采集的智能预测；智能输血分析系统定期从医院数据中心获取病历、体征、检查检验报告等各类医疗数据，实时从输血管理信息系统、手术麻醉系统和重症监护信息管理系统获取业务数据。智能输血分析系统接口交互模式如图 4-6-2 所示。

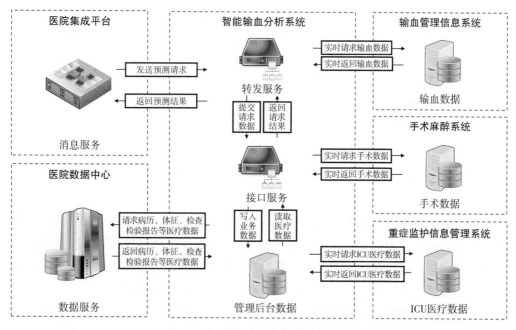

图 4-6-2　智能输血分析系统交互图

五、建设风险点

1. 输血申请智能预测依赖手术名称、血红蛋白检验结果、身高、体重、诊断等关键参数，应保障关键参数的数据质量，避免输血申请预测失败或不准确风险。

2. 智能输血分析系统集成手术麻醉系统、医院数据中心等多个业务系统，集成接口应具备应急机制，保证业务连续性。

六、创新应用

1. 构建融合围术期输血手术病例全量数据的输血专科数据库，构建 AI 精准预测模型，对大量输血手术病例数据进行机器学习，不断提升模型准确性，实现手术用血的精准预测。

2. 通过智能化、自动化管控手段以及多元化、多维度的大数据分析，对备血、用血和血液管理进行综合评价，直观体现各类指标和趋势预测图表，实现血液成分的智能化和精准化管理，为改善血液使用和管理提供数据支撑。

（张　超）

第七节　基于物联网的定位追溯管理

一、系统概述

物联网技术的发展为医疗信息化带来了重大变革，借助射频识别、红外感应器、蓝牙、激光扫描器等信息传感设备，对医院环境中关键的人员、物品进行实时定位跟踪和活动状态实时监测，提升医院医护工作效率，将医疗管理模式推向精细化、移动化、智能化，进而保障医疗安全。

二、系统功能

基于物联网的定位追溯既包括对重点人员的管理，也包括对物品的管理。重点人员主要包括新生儿、急危重症患者等，物品主要包括手术室资产、医疗废弃物等。

1. 婴儿定位防盗　包括母婴腕带绑定匹配、母婴活动区域划定、婴儿轨迹监控等。医务人员不仅能够动态掌握母婴实时位置分布，还可以对运动轨迹进行追踪。对外出超时、设备异常、腕带剪断、未授权外出等行为发出报警，同时，母亲标签可与婴儿标签互相确认身份，避免发生母婴配对错误，保证母婴安全。

2. 急诊定位追溯　实现对胸痛、卒中等急危重症患者的活动轨迹进行监控。可预先设置电子围栏，通过定位跟踪界面实时了解区域内所有人员的最新位置，医护人员可以动态掌握患者的数量、活动状态及实时分布情况，记录所有患者经过定位区域的进入时间、大致离开时间、停留时间等信息，可以对运动路线进行跟踪和回放。在出口位置安装监视器，当定位人员未经授权进入或离开报警区域，出口监视器将自动检测并发出报警。区域内设定允许特定人员停留的时间，如果滞留时间超过限定阈值，将产生报警。如遇患者挣脱、剪断腕带等情况，同样可触发报警。

3. 手术室资产定位追溯　实现对医疗设备的物联网感知数据与原有数据的整合，对手术室移动医疗设备位置实时定位跟踪和活动状态实时监测，并进行精准有效的统计分析，避免因错位放置导致医疗急救设备不能得到及时使用或维护，提升医院的医护工作效率和医疗设备利用率。

4. 医疗废弃物定位追溯　对回收人员、回收车辆在回收过程中实时定位，实现医院医疗废弃物的精细化闭环监控管理。支持垃圾分类、收集、交接、暂存全流程线上管理，支持监控展示及扫码溯源，并能够按照监管要求生成统计分析报表。系统功能详见图4-7-1。

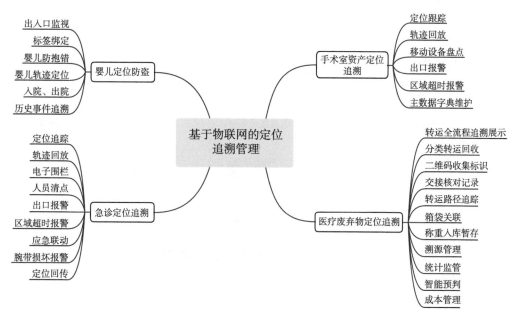

图4-7-1 基于物联网的定位追溯管理架构图

三、系统角色管理

系统角色分为系统管理员、业务人员权限。系统管理员具备主数据字典维护、权限分配、基本设置等权限；业务人员具备查看、分析、统计等权限。

四、交互关键点

基于物联网的定位追溯管理通过医院集成平台与人力资源管理信息系统对接，同步医院人员、科室等主数据。其中，婴儿定位防盗、急诊定位追溯涉及新生儿、急危重症患者，对患者信息的准确性、一致性、实时性要求较高，因此通过医院集成平台与医院HIS系统对接。系统交互如图4-7-2所示。

五、建设建议点

1. 物联网应用涉及较多传感器、RFID、嵌入式设备以及通信设备等硬件设施，应加强巡检。应检查硬件配置是否正常、中间件服务是否正常运行，并准备好备机。对众多标签信号点位应定期排查，确认标签是否激活，巡查标签是否损坏。如遇腕带低电量报警应及时更换处置。

2. 物联网应用涉及大量人员、设备信息收集，需注意网络安全防护，制定数据保护策略，避免数据泄露风险。

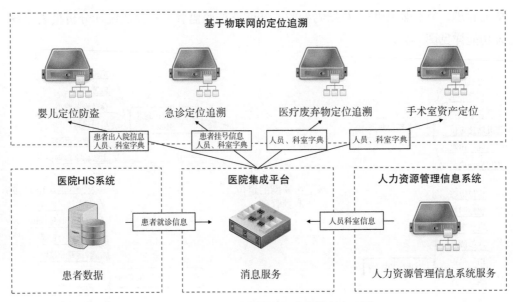

图 4-7-2　基于物联网的定位追溯管理交互图

六、创新应用

1. 人物定位追溯管理依托物联网新技术，通过人物互联、物物互联解决重要人员、设备、资产的定位追溯问题，实时掌握最新位置、分布状况及流通轨迹。

2. 通过全流程可追溯示踪，由被动查找到主动监管，可提升风险防控能力，实现母婴轨迹、医患定位、资产流动、医废回收全流程闭环管理。

3. 通过对异常情况智能预警，保障医患双方合法权益。通过设置电子围栏，实时掌握人员行踪动态，对超时、超区域停留、暴力剪开手环等异常情况进行警报，监控急危重症患者活动，保障人身安全。此外，针对母婴设计手环标签匹配功能，可防止婴儿抱错等情况发生。

4. 结合医院成本管理，实现人财物的精细化管控。通过加强资产监控可减少浪费，同时根据监测情况自动生成多维度统计分析报表，协助管理部门进行预实分析，提高医院运营管理水平。

（姚巍炜　谷今一）

第八节　基于数字孪生的医院智慧大脑

一、系统概述

医院智慧大脑应用数字孪生技术，结合医院医疗业务数据，建立覆盖应急响应与日常运营管理场景化管理，将医院运营管理与建筑三维结构融合，实现医院运营管理从碎片化二维数据展示到多场景三维立体感知，为医院疫情防控管理与日常运营决策提供数据支持，探索沉浸式医院运营监管新模式。

二、系统功能

医院智慧大脑利用数字孪生技术建立医院建筑三维仿真模型，通过二维数据结合三维模型的方式实现三维可视化医院运营管理，支撑应急医疗资源可视与日常医疗业务场景管理，最终在实现医院运营管理监测的同时，结合业务域主题数据的关联性分析，达到自动化预警与精准化监测的目标。系统功能架构详见图4-8-1。

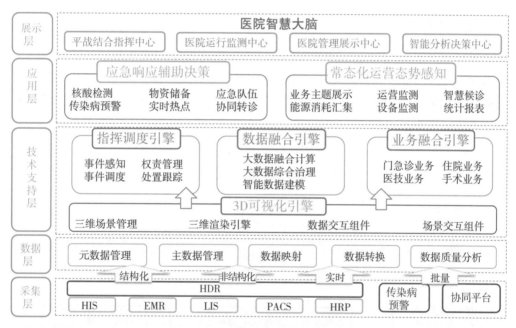

图 4-8-1 医院智慧大脑功能架构图

1. **医院楼宇三维模型** 三维建模技术结合实际多视角图像进行三维实景建模，构建医院楼宇三维模型，并支持旋转、平移、缩放等操作。与城市电子地图无缝集成，实现医院楼宇模型和真实地理信息的有机结合。

2. **应急响应场景** 聚焦疫情应急监测，统一应急物资储备，直观可视应急预案流程，汇集实时热点关注数据，实现医疗资源的可视化管理，为应急状态下指挥人员进行应急资源管理与调配提供数据支撑。

3. **常态化运营场景** 监测医院日常运营趋势，基于医疗行业业务特点，建设门急诊、住院、手术、医技四大业务主题库，分主题展示医疗业务数据，并针对主题场景进行相应预警提示。

4. **医疗业务融合三维模型可视** 将医疗业务与建筑三维模型结合，在三维场景中展现医疗业务数据，如门急诊候诊人群密度预警、病房床位信息纵览、手术室及检查室运转监测等。

三、系统角色管理

1. **日常运营权限**　可查看医院楼宇三维模型及常态化运营管理模块。

2. **应急指挥权限**　可查看医院楼宇三维模型、应急响应辅助决策模块，支持维护医院应急预案流程，可查询异常患者路径信息。

3. **管理员权限**　具备场景管理、模型管理、孪生体管理、分类映射与配置管理权限。

四、交互关键点

医院智慧大脑数据均来自其他系统，为保持数据源的统一并满足接口最少化开发原则，院内业务类数据统一通过医院数据中心的数据服务获取，字典类数据通过接收医院集成平台消息获取，集团化院际间协同业务类数据调用集团协同信息平台。系统交互如图 4-8-2 所示。

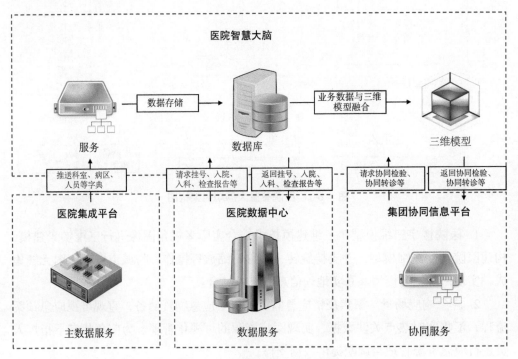

图 4-8-2　医院智慧大脑交互图

五、建设建议点

1. 医院三维模型从园区、楼宇、楼层、房间到房间内的配置实现逐级可视化，三维模型渲染会大量占用服务器内存及客户端显卡资源,建议及时优化场景与塌陷模型,有效减少面数以解决渲染卡慢的问题,同时定期检查应用服务器内存使用情况,及时释放缓存。

2. 医院三维模型运行的流畅度与客户端的硬件配置相关,建议分角色、分场景考虑不同硬件配置或采用云渲染方式。

3. 医院智慧大脑因涉及医院医疗业务汇总数据与应急指挥管理数据,建议关注数据的保密性,与其他系统交互数据时,需关注数据交互时间范围,规范统计口径,确保数据的一致性。

六、创新应用

1. 医疗业务数据与三维仿真模型融合立体可视　医院智慧大脑将医疗业务数据展现在三维场景中,可将医院运营指标与物理位置及建筑三维结构相结合。基于三维建模技术构建医院楼宇三维仿真模型,在三维场景中展现疫情应急响应态势与医院运营关键指标,实现具体化、直观化、立体化的医疗数据感知,协助管理者直观感知业务趋势,实现高效管理决策与应急响应。

2. 平急结合场景化管理高可扩展性　医院智慧大脑包含应急物资、应急专家队伍、疫情防控主题指标、传染病预警监测、院内员工健康监测以及常态化医院运营指标项等,应急响应场景的延展性较强,不仅适用于新型冠状病毒感染应急指挥响应,还可扩展到流感大流行时医院应急处置防控调度,甚至可用于面对突发卫生事件时医院紧急调度响应。常态化场景则可用于医院日常运营趋势监测,方便医院开展运营及疫情防控专项监测。

（左　锐）

第九节　应急医学救援信息共享联动

一、系统概述

针对2022年北京冬季奥运会北京赛区、延庆赛区、张家口赛区应急医学救援保障需求,利用基于区域救援信息共享、5G与北斗定位系统同步传输、精准定位等技术,建立基于5G传输网络的医疗信息共享联动平台,对伤员信息智能采集、快速识别,在5G低时延、高速率的信息传输保障下实现信息安全实时共享,开展院内智能化诊疗支持、远程会诊和专家救治指导,实现覆盖院前急救、院际转运、院内救治的全链条应急救援。本节系统建设由"科技冬奥"重点专项——跨区域一体化应急医学救援体系研究（项目编号:2021YFF0307300）支持。

二、系统功能

1. 医疗信息共享联动平台 作为急救信息联动共享的核心平台，采用微服务、分布式、消息服务以及人工智能技术，实现覆盖院前急救、院际转运、院内救治全链条的信息联动。对接北斗精准定位信息，在救护车上搭载终端通过北斗模块采集卫星定位信息，利用5G高速率、低时延的特性及大数据技术完成数据的抓取与分析，获取急救车实时高精度的车辆定位信息，同时通过高精度地图的数据实时关联，绘制车辆行进路线，实时展示救护车监护数据，提醒接诊医生提早做好准备，满足应急指挥调度的需求。信息共享全流程如图4-9-1所示。

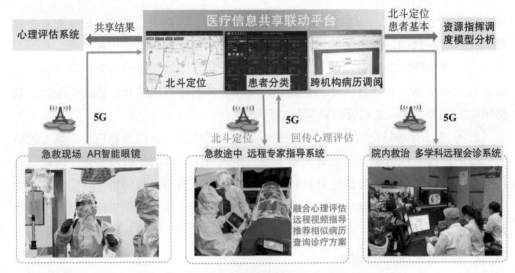

图 4-9-1 应急医学救援信息共享联动图

2. 院前急救 – 伤员身份快速识别 融合AR（增强现实，augment reality）智能眼镜，应用人脸识别等生物识别技术，快速识别伤员信息和患者体温，实时同步患者信息传输至医疗信息共享联动平台，若发现重点人群则触发提前预警。

3. 转运途中 – 救治指导与智能病历采集 通过远程指导救治系统，快速识别和关联患者档案，在应急救援过程中迅速完成伤员分类和管理工作。通过AI智能语音采集急救病历，将病历数据上传至共享平台，获取应急救援AI辅助推荐。面对突发事件，AI模型自动学习最佳处置方案，及时向救援医生提供处置建议与预警分级。当救援人员面对复杂病情时，可以通过AR智能眼镜设备与高级别专家组沟通请教，同时可查看跨机构患者历史病历。

4. 院内救治 – 多学科会诊 融合患者多机构病历与影像资料，通过多学科专家会诊系统进行疑难病例在线讨论，形成会诊报告。

三、系统角色管理

1. 院前急救医生权限　可使用指导救治系统新增任务、记录任务时间轴、语音录入病历、关联突发事件类型、查阅 AI 辅助决策建议方案、佩戴 AR 智能眼镜发起专家指导。

2. 急救指挥调度权限　可通过医疗信息共享平台查看救护车运行轨迹、任务一览、报表统计，线上安排会诊专家与时间分配。

3. 会诊专家权限　可查阅患者病历、既往跨机构病历与影像资料，远程会诊，线上书写审签会诊报告。

4. 管理员权限　负责主诉、病历、用药等模板维护，配置车辆与 IP 地址信息。

四、交互关键点

通过大带宽、低时延的 5G 网络以医疗信息共享联动平台为核心，从 120 指挥调度系统获取任务信息，医疗信息平台通过集团化协同数据中心获取患者跨机构历史病历，并由 AI 模型计算返回预警结果和处置建议。同时，医疗信息共享联动平台获取北斗实时定位，并将任务信息、患者病历与突发事件类型推送至多学科会诊（MDT）系统、资源指挥调度系统、心理评估干预系统、医院急诊管理系统，相关系统获取数据后进行专家会诊、资源管理、心理评估等应用，从而形成完整信息共享数据流与业务流。系统交互如图 4-9-2 所示。

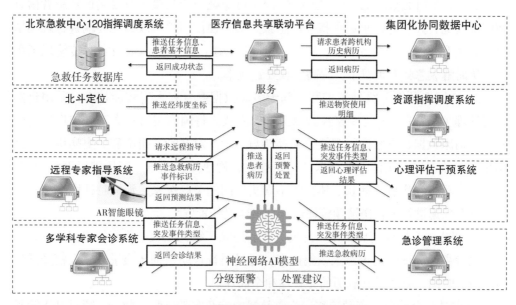

图 4-9-2　医学救援信息共享联动交互图

五、建设建议点

1. 应急救援应用场景中，除了考虑日常急救，尤其要考虑突发事件的应用场景（如中毒、车祸等），在系统中增加事件类型，便于使用时直接关联。

2. 对于重大事件，需要考虑防护服等装备使用情况，在任务创建时，可快速勾选，便于联动物资消耗统计。

3. 急救场景中，一般涉及较多信息记录，系统设计时应考虑增加录音功能与语音识别转换病历记录功能，提升病历记录的效率。

4. 部分急救地点 5G 信号不稳定，为防止系统联网失败造成数据丢失，应考虑自动离线应用，以便在使用时不受网络变化影响，待网络稳定时自动上传数据。

5. 急救涉及多院区多机构病历共享，与已有集团化协同数据中心数据共享，可以满足急救过程中历史病历共享需求，同时提升 AI 辅助诊疗方案推荐的准确度。

六、创新应用

1. 5G+ 北斗 + 集团化平台病史与急救信息跨机构快速共享　在急救过程中，通过 5G 和北斗将急救转运情况快速共享给急救指挥大厅与院内急救医生，使其提前做好接诊和消杀相关工作准备。除了转运信息，跨机构急救时还需要共享患者历史病历，将异构异源数据上传至集团化平台数据中心，共享联动信息平台，满足跨机构病历全面共享，为辅助决策 AI 计算提供完整数据源。

2. 5G+AR 信息快速共享　通过 5G+AR 可穿戴智能眼镜，可直接识别患者信息和体温情况，并实时请求远程指导。急救人员不便使用手机或其他终端进行现场情况的收集和传送，结合 5G+AR 等新技术，即可通过第一人称视角实时传输现场画面，从而解放急救人员双手，提高急救处置效率。

3. AI 智能预警分级处置推荐　基于多源数据融合和人工智能技术，采用自然语言处理（NLP）技术与专家经验双引擎的方式，将国内现有重大事件损伤患者的资料、临床数据、方案进行智能分类存储与展示。对文献、指南和历史病历中非结构化文本数据进行实体关系抽取和知识挂载，构建知识图谱。利用神经网络模型，进一步分析得到疾病、症状、体征等不同实体间的关联关系，形成特征库，在特征库基础上快速进行患者伤情预警评估并给出建议处置方案。

4. 智能语音院前病历采集　院前急救病历除了结构化表单式直接快速选择，还涉及患者主诉、现病史等录入采集内容，通过语音自动识别转换录入，大幅降低病历书写的时间，有效提升病历的完整性和全面性。

5. 多学科会诊急救资源前移　应急救援中涉及多学科联合救治，通过基于隐私保护的应急医学救援专家诊疗会诊，实现基本信息、病历资料等共享查阅，对急救现场开展在线指导，满足跨机构多学科诊疗实时互动需求。

6. 以应急医学大数据为基础，构建智能处置决策与预案体系，为实现"科技冬奥"应急医学智能化、标准化、一体化建设提供有效支撑。

（王梦莹）

第十节　总结展望

本书以国家政策为指引，结合医院建设实际方法，从总体规划、基础安全、智慧实践、创新应用四个方面详细介绍了北医三院信息化建设方案与风险建议。智慧医院建设已成为社会发展的必然趋势，医院信息化、智慧化在建设过程中紧紧围绕医疗质量和患者安全两大主题，以减少医疗差错、降低控制成本、保障患者安全、提升工作效率为目标，切实促进医院高质量发展。尤其随着新技术的发展，加强云计算、大数据、物联网等新一代信息技术和医院融合发展，着力解决"痛点""堵点"问题，实现医疗过程透明化、医疗流程科学化、医疗信息数字化以及服务沟通人性化。

中英文对照索引

web 应用防火墙（web application firewall,
    WAF）19

B

不间断电源（uninterruptible power supply,
    UPS）19

C

超文本传输安全协议（hypertext transfer protocol
    secure, https）19
传染病多分类模型（multi infectious diseases
    diagnosis model, MIDDM）201
磁共振成像（magnetic resonance imaging,
    MRI）110

D

电子病历（electronic medical record, EMR）3
多学科会诊（multi-disciplinary treatment,
    MDT）196

F

访问控制列表（access control list, ACL）24
放射信息系统（radiology information system,
    RIS）65
服务数据中心（service data repository, SDR）4

G

高可用（highly available, HA）25
供应商关系管理（supplier relationship
    management, SRM）152

H

互联网数据中心（internet data center,
    IDC）30
恢复点目标（recovery point objective, RPO）27
恢复时间目标（recovery time objective, RTO）27

J

基础设施即服务（infrastructure as a service,
    IaaS）29
集团数据中心（group data repository, GDR）5
计算机断层扫描（computed tomography,
    CT）110
交换数据接口（exchange data interface,
    EDI）36
静脉血栓栓塞（venous thromboembolism,
    VTE）203

L

连续数据保护（continuous data protection,
    CDP）28
临床辅助决策支持系统（clinical decision
    support system, CDSS）202
临床生殖医学管理系统（clinical reproductive
    medicine management system, CCRM 系统）97
临床试验管理系统（clinical trial management
    system, CTMS）182
临床数据中心（clinical data repository, CDR）3
临床文档架构（clinical document architecture,
    CDA）32
临床信息系统（clinical information system,
    CIS）3